SÓ PARA MULHERES

JENNIFER BERMAN, M.D.
LAURA BERMAN, PH.D.

SÓ PARA MULHERES

Tradução de
VERA JOSCELYNE

EDITORA RECORD
RIO DE JANEIRO • SÃO PAULO

2003

CIP-Brasil. Catalogação-na-fonte
Sindicato Nacional dos Editores de Livros, RJ.

Berman, Jennifer

B442s Só para mulheres / Jennifer Berman e Laura Berman; tradução de Vera Joscelyne. – Rio de Janeiro: Record, 2003.
368p..

Tradução de: For women only
Inclui bibliografia
ISBN 85-01-06130-1

1. Educação sexual para mulheres. 2. Distúrbios sexuais. 3. Mulheres – Comportamento sexual. 4. Mulheres – Saúde e higiene. 5. Higiene sexual. I. Berman, Laura. II. Título.

03-2201 CDD – 613.954
CDU – 613.88-055.2

Título original norte-americano:
FOR WOMEN ONLY

Direitos exclusivos de publicação em língua portuguesa somente para o Brasil adquiridos pela
DISTRIBUIDORA RECORD DE SERVIÇOS DE IMPRENSA S.A.
Rua Argentina 171 – Rio de Janeiro, RJ – 20921-380 – Tel.: 2585-2000
que se reserva a propriedade literária desta tradução

Impresso no Brasil

ISBN 85-01-06130-1

PEDIDOS PELO REEMBOLSO POSTAL
Caixa Postal 23.052
Rio de Janeiro, RJ – 20922-970

Para nossos pais:
nosso pai, por ensinar que nada é impossível; e nossa mãe, por nos dar a força necessária para acreditar que isso é verdade.

Sumário

Introdução

No fundo, este é um livro sobre a resposta sexual da mulher. Acreditamos que aquilo que as mulheres e seus parceiros sexuais aprenderem aqui vai eliminar muita angústia e desespero e ajudá-los a usufruir vidas sexualmente mais satisfatórias. *Só para mulheres* reflete também as grandes mudanças que ocorreram no tratamento dos problemas sexuais femininos nos últimos três anos. Nosso livro foi um produto desse novo campo que surgiu, e temos o privilégio de ter desempenhado um papel nisso. Finalmente, a disfunção sexual feminina — um distúrbio reconhecido e freqüentemente curável, que afeta a saúde geral e a qualidade de vida de milhões de mulheres no mundo todo — está em pauta.

O que você vai ler aqui foi diretamente baseado em nosso trabalho quando éramos co-diretoras da Clínica de Saúde Sexual Feminina no Centro Médico da Universidade de Boston. Graças à ajuda de nosso mentor e exemplo, o Dr. Irwin Goldstein, pioneiro e líder na área de disfunção erétil masculina, a clínica teve um enorme sucesso.

Somos irmãs e começamos a clínica juntas, a realização de um sonho muito antigo. Durante anos discutimos essa possibilidade, sobretudo à medida que Jennifer, como cirurgiã, anatomista e uma das poucas mulheres urologistas em um campo quase que unicamente masculino, convenceu-se de que as mulheres poderiam se beneficiar se seus problemas sexuais recebessem a mesma atenção que é dada aos problemas sexuais masculinos. Laura, uma terapeuta sexual e psicoterapeuta profundamente conhecedora de antropologia, apoiou as idéias de Jennifer com entusiasmo.

Abrimos nossas portas no verão de 1998 e não tivemos mais tempo para respirar. A clínica foi uma das primeiras do país a oferecer um tratamento abrangente, tanto fisiológico quanto psicológico, a mulheres que sofriam de disfunção sexual. Desde o começo deixamos bem claro que, embora estivéssemos certas de que poderíamos aprender muito com o tratamento da disfunção sexual masculina, não iríamos aderir aos esforços iniciais de muitos médicos para definir "impotência feminina" em termos masculinos. Tratamos mulheres com disfunção sexual em quatro categorias recentemente classificadas — distúrbio do desejo sexual hipoativo, distúrbio da excitação sexual, distúrbio orgásmico e distúrbios de dores sexuais —, assim como uma ampla variedade de outros problemas. Oferecemos também terapia sexual, individual e para casais, informação educacional, tratamento médico e cirurgias. Respondemos a perguntas freqüentes tais como "o que é orgasmo?" ou "que posso fazer para que meu parceiro satisfaça minhas necessidades sexuais?". Nosso trabalho é apaixonante e nos traz uma satisfação enorme. Com a tecnologia e os medicamentos modernos, bem como tratamentos psicoterápicos, hoje as mulheres têm muito mais opções do que jamais tiveram.

É óbvio que mulheres precisam de ajuda tanto quanto os homens. Alguns estudos calculam que mais da metade das mulheres com mais de 40 anos nos Estados Unidos têm problemas sexuais. No começo de 1999, o National Health and Social Life Survey (Avaliação da Saúde Nacional e da Vida Social) publicado no *Journal of the American Medical Association* divulgou um relatório segundo o qual os problemas sexuais são ainda mais freqüentes: o levantamento descobriu que 43% das mulheres norte-americanas, jovens e velhas, sofrem de alguma disfunção sexual — uma porcentagem bem maior que a dos homens, cujo índice nesse caso é de 31%.

No entanto, durante a maior parte do século XX, médicos simplesmente ignoraram as doenças sexuais femininas, classificando-as como psicológicas ou emocionais. No século XIX, os vitorianos acreditavam que "boas" mulheres não tinham nenhum desejo sexual. Mesmo hoje, em nossa era supostamente esclarecida, ficamos chocados ao ouvir quantos médicos, mulheres ou homens, ainda dizem a suas pacientes que seus problemas são emocionais, de relacionamento, ou resultantes do cansaço com a criação dos filhos ou com um trabalho exigente, e que elas podem muito bem cuidar de seus problemas sozinhas. Às mulheres mais velhas, muitos médicos dizem que seus problemas não são reais, que são apenas fatos que devem ser aceitos como parte normal do envelhecimento. Isso é ainda mais verdadeiro no caso de mulheres mais velhas, embora mulheres de todas as idades nos relatem coisas semelhantes.

Esperamos que este livro atue como um antídoto para aquilo que as mulheres vêm ouvindo há décadas. O problema não "está só na sua cabeça". Você não está louca, nem é a única, nem está destinada a nunca mais ter um orgasmo ou a não se sentir sexualmente ativa. É claro, não menosprezamos a importância dos fatores psicológicos. Mas em nossa experiência com nossas pacientes, que vêm de todos os Estados Unidos e até do mundo inteiro, que são de todas as faixas etárias e de todos os tipos de cultura, a maioria dos problemas tendem a ter raízes tanto médicas quanto emocionais, que acabam se influenciando mutuamente. Nosso objetivo neste abrangente manual sobre saúde sexual é ajudar a mulher de uma forma completa.

Em nosso trabalho clínico sempre atuamos como uma equipe. Jennifer leva a cabo a parte médica da avaliação e do tratamento de nossas pacientes. Encarrega-se também de nossa pesquisa de laboratório, sendo inclusive responsável por um estudo recém-terminado sobre o bom funcionamento muscular da vagina e do clitóris, que foi financiado pela American Foundation for Urologic Disease (Fundação Americana para Doenças Urológicas). Essa pesquisa nos ajudou a entender melhor o mecanismo que dá origem às respostas da excitação sexual feminina. Com doutorado em educação e terapia sexual e especialização em sexualidade humana, Laura é a psicoterapeuta da clínica. Ela entrevista e avalia as pacientes antes e depois de serem examinadas por Jennifer e decide se elas têm problemas emocionais ou conflitos de relacionamento que exijam um tratamento em longo prazo. Laura também as ajuda a adquirir uma visão mais ampla de suas vidas, e fornece terapia de longo prazo para indivíduos, casais e famílias, quando necessário.

É nossa opinião que as doenças sexuais femininas ainda são menosprezadas pela comunidade médica e que muitos dos mesmos problemas de saúde que causam disfunção erétil nos homens, tais como a diabetes, a pressão alta e o alto nível de colesterol, além de muitos dos medicamentos utilizados para o tratamento dessas doenças, podem provocar a disfunção sexual em mulheres. A maioria das mulheres perde um pouco da excitação sexual e da libido quando chega à menopausa e muitas têm problemas sexuais depois de uma histerectomia ou de outro tipo de cirurgia pélvica. Embora as empresas farmacêuticas tenham trabalhado durante anos para tratar a impotência sexual masculina, estão apenas começando a reconhecer a disfunção sexual feminina como um problema médico. Nem mesmo a anatomia sexual feminina é totalmente conhecida e compreendida. Só em 1998 uma urologista australiana, Helen O'Connell, descobriu que o clitóris é duas vezes maior e mais complexo que o normalmente descrito pelos textos médicos.

O fato é que, desde o trabalho inicial de William H. Masters e Virginia E. Johnson em seu laboratório em St. Louis, Missouri, em 1966, tem havido muita pesquisa psicológica, mas quase nenhuma médica, sobre a resposta sexual das mulheres. Masters e Johnson foram os primeiros a descrever as mudanças físicas na vagina durante a excitação sexual, mudanças que observaram e filmaram em voluntárias, utilizando uma pequena sonda vaginal e uma câmera a ela conectada. Nós começamos onde Masters e Johnson terminaram.

Adaptamos a tecnologia mais sofisticada de nossos dias: sondas pH para medir a lubrificação; um dispositivo que inclui uma espécie de balão para avaliar a capacidade que a vagina tem de relaxar e dilatar; medidas de vibração, ou de sensação de calor e de frio da genitália externa e interna, e imagens com Doppler de alta freqüência, ou ultra-som, para medir o fluxo sanguíneo para a vagina e para o clitóris durante a excitação. O ultra-som, que já é bastante utilizado desde a década de 70, nunca tinha sido usado para avaliar o fluxo sanguíneo genital quando uma mulher está sexualmente excitada. Atualmente, instrumentos ainda mais sofisticados estão sendo desenvolvidos para avaliar a excitação, reação e funcionamento sexuais femininos. Esses incluem sondas para medir sensações vaginais, clitorianas e dos mamilos, além de equipamento informatizado para medir a anatomia e a fisiologia vaginais no consultório. Até as IRMs — imagens de ressonância magnética — estão sendo usadas para determinar quais áreas do cérebro são responsáveis pela excitação e pelo orgasmo.

Uma das descobertas mais importantes é que um problema físico — uma redução no fluxo sanguíneo para a vagina e para o útero, talvez como resultado do envelhecimento, de uma histerectomia ou de outro tipo de cirurgia pélvica ou vascular — pode ser uma das causas para uma resposta sexual menor, da mesma forma que a redução do fluxo sanguíneo pode afetar a sexualidade masculina. É comum que mulheres que apresentam distúrbios sexuais após uma histerectomia ouçam de seus médicos que seu problema é, simplesmente, depressão. Acreditamos que, em alguns casos, nervos danificados durante uma cirurgia, ou problemas no fornecimento de sangue para a área genital, podem ser a causa desse distúrbio, ou pelo menos estar contribuindo para que ocorram. Aliás, Jennifer está desenvolvendo, para mulheres, o mesmo tipo de cirurgia pélvica "para poupar os nervos" que já está disponível para homens que se submetem à operação da próstata. Além disso, estamos começando a compreender o importante papel que a testosterona desempenha para a função e disfunção sexuais femininas.

Nosso objetivo neste livro é fornecer às mulheres as informações acerca de seu corpo e da reação sexual de que necessitam, oferecendo-lhes, também, a gama completa de opções de tratamento. Nossa esperança é que as mulheres levem este livro para seus médicos, dêem a seus parceiros ou o compartilhem com outras mulheres. Ele foi escrito sem jargões, por mulheres, para mulheres. É claro que as opções continuarão a crescer à medida que forem feitas novas pesquisas nessa área, e nosso plano é estar sempre atualizando as mulheres, fornecendo-lhes informações mais recentes.

Estamos em uma nova era da saúde sexual feminina — talvez a próxima fronteira do feminismo. O sexo é essencial para a intimidade, para quem somos, para nosso bem-estar emocional e a qualidade de nossas vidas. Por muitos anos, os médicos presumiram que, se uma mulher é capaz de ter relações sexuais sem dor, então está tudo bem. A coisa não é bem assim. O fato de que a educação sexual raramente tem feito parte da educação e do treinamento dos médicos agravou o problema ainda mais. A maioria dos médicos só tem suas próprias experiências de vida para lhes ajudar a entender a sexualidade feminina. Esperamos que este livro também ajude a diminuir essa lacuna e a estimular uma formação em sexualidade no começo de suas carreiras para médicos e profissionais da área de saúde que estejam em treinamento. E que possa ajudar, também, aos que já estão praticando sua profissão.

Chegou a hora de as mulheres receberem a mesma atenção que é dada aos homens e de exigirem tratamento, não só para curar a dor, mas também para aumentar seu prazer sexual.

CAPÍTULO UM

Nossa Abordagem à Saúde Sexual Feminina

Era evidente que Nicole estava muito nervosa quando chegou à nossa clínica, nas primeiras horas de uma manhã de dezembro, queixando-se de que não estava interessada em sexo.* Afinal, quase todas as mulheres que entram em nossa clínica têm um certo temor no primeiro momento. É uma reação normal, já que geralmente não se fala abertamente de sexo em qualquer ambiente, e muito menos em um consultório médico. Nossa tarefa imediata é pôr as pacientes à vontade. Quando lhes dizemos que muitas outras mulheres compartilham os mesmos tipos de problema, que elas não são anormais, nem estão sozinhas, geralmente ficam aliviadas. Muitas dessas pacientes nos dizem que ficam constrangidas porque sua sexualidade ainda é tão importante para elas, e acreditam que não têm mais o direito de se sentirem sexuais porque são mais

* Como todas as pacientes neste livro, mudamos o nome de Nicole para proteger sua privacidade. (*N. das AA.*)

velhas. As mais jovens dizem com freqüência que não podem ou têm medo de falar com seus parceiros a respeito de seus próprios problemas sexuais. Essas atitudes refletem a pressão constante que as mulheres sofrem para, por um lado, reconhecerem o sexo como uma parte essencial de suas vidas e, por outro, para não acharem que têm direito a uma resposta sexual ideal.

Nicole, de 40 anos, é bancária em Kentucky e leu sobre a clínica em um artigo que tratava da disfunção sexual feminina em uma revista para mulheres. Como muitas de nossas pacientes, finalmente chegou à conclusão de que seus problemas eram importantes o suficiente para que ela tirasse umas horas de folga no trabalho e viajasse uma distância longa para nos ver. "Tem sido bastante estressante", disse ela a Laura, "fico com pena do meu parceiro." Outras pacientes são enviadas por seus ginecologistas, clínicos gerais ou especialistas em doenças internas, ou ouvem o que dizem outras mulheres sobre nós. Outras estão interessadas em experimentar o Viagra, que vem sendo receitado para algumas pacientes com bastante sucesso. Algumas delas participaram de nosso experimento com o Viagra, um dos primeiros estudos sobre os efeitos do medicamento em mulheres (para resultados de nosso estudo sobre o Viagra e informação sobre a pesquisa de Jennifer acerca do tecido vaginal e clitoriano, veja páginas 39 a 42 no fim deste capítulo).

Quando Nicole ligou para marcar hora, conversou um pouco com Laura. Durante esses telefonemas iniciais, muitas mulheres não conseguem se controlar e choram pela frustração de terem tido que lidar com o problema sem nenhuma ajuda por tanto tempo. Outras choram de alívio por ver que alguém finalmente está ouvindo. Nicole estava mais tranqüila. Laura lhe pediu que falasse um pouco de si mesma e descrevesse seu problema. A seguir, como Laura faz com todas as pacientes, disse a Nicole qual deveriam ser suas expectativas na visita à clínica. Em primeiro lugar, ela conversaria com a própria Laura e a seguir seria avaliada por Jennifer. Após a avaliação médica, seria então submetida a um exame físico em uma sala particular específica para esse fim. Explicamos que, para avaliar seu problema de excitação, se é que havia algum, e determinar sua causa (por exemplo, níveis hormonais, fluxo sanguíneo genital baixo, menos sensibilidade genital ou lubrificação vaginal baixa) precisaríamos examiná-la, da melhor maneira possível, em condições de excitação sexual. A seguir, suas reações fisiológicas sexuais seriam medidas. Embora essa situação não reproduza o que ocorre na privacidade de nossa própria casa, ela nos fornece muitas informações úteis.

A avaliação de Nicole durou dois dias. No primeiro, avaliamos sua resposta sexual básica, sem medicação. No segundo, as avaliações foram repetidas depois de ela ter tomado Viagra.

O que ocorreu depois disso, durante os dois dias em que Nicole passou em nossa clínica, irá lhe dizer muita coisa sobre quem somos e como trabalhamos. Esperamos também que o caso de Nicole, e os que incluímos aqui de duas outras pacientes, Maria e Paula, deixe claro como é o processo que, segundo o que nos dizem nossas pacientes, é uma experiência profissional, carinhosa e muito positiva.

A primeira coisa que Nicole fez em nosso consultório foi preencher vários questionários curtos que faziam perguntas sobre seu funcionamento sexual no mês anterior. Esses formulários, usados por todas as nossas pacientes, solicitam um mínimo de informações médicas e sobre relacionamentos. Pede-se, também, que dêem uma nota a seu desejo sexual, a sua capacidade de se excitar, a seu nível de lubrificação, a qualquer sensação que sintam na área genital durante o ato sexual, a qualquer sensação de entorpecimento, a sua capacidade de atingir o orgasmo, a alguma dor que possam sentir durante o ato sexual, a seu grau de satisfação com relação à maneira como seus parceiros as estimulam e a seus sentimentos de intimidade emocional durante o ato sexual.

Depois de ter preenchido os formulários, Nicole foi ver Laura para uma avaliação psicossexual de 45 minutos. Laura usa um modelo de avaliação que ela mesma criou, chamado Sistema Biopsicossocial de Avaliação Sexual (BSES), através do qual conseguimos obter não só uma impressão inicial da história sexual da paciente, mas também a origem dos distúrbios da função sexual. Após essas sessões, muitas vezes a primeira vez que a paciente pode falar com alguém mais longamente sobre suas dificuldades, Laura consegue identificar as "bandeiras vermelhas" que sinalizam a necessidade para uma avaliação mais detalhada e o tratamento potencial, seja esse físico ou emocional. Com base nessas conclusões, podemos começar a desenvolver um curso de ação, tanto médico quanto psicoterápico.

Quando Laura pediu a Nicole, pela primeira vez, para descrever seu problema e a razão de sua visita, de uma maneira tão específica quanto possível, a resposta de Nicole foi que não só ela tinha perdido o desejo sexual, mas que também tinha problemas com sua lubrificação vaginal e não tinha orgasmo nas vezes em que chegava a ter relação sexual. Nicole atribuía seus problemas a uma cirurgia a laser na vulva, para o tratamento de câncer de pele, a que tinha sido submetida três anos antes. Nicole disse também a Laura que, em um determinado momento de sua vida, ela tinha gostado muitíssimo de sexo — "lembro de ter tido orgasmos e de ficar muito molhada" —, mas a partir da cirurgia do câncer "nunca mais foi nem perto do que era antes". Nicole disse também que estava tomando um antidepressivo, Paxil (inibidor da captação seletiva de serotonina). O Paxil pode causar uma perda da libido, sequidão vaginal e dificuldade para atingir o orgasmo (para mais informações sobre os efeitos de antidepressivos para a função sexual, veja o Capítulo 4).

Como as experiências da primeira infância podem ter um efeito na sexualidade na vida adulta, Laura então perguntou a Nicole sobre sua infância e adolescência, a atitude com relação ao sexo quando estava crescendo, a atitude de seus pais e suas experiências sexuais anteriores. Como muitas das mulheres que atendemos, Nicole disse que tinha sido criada para acreditar que sexo antes do casamento era errado, e que seu irmão sempre lhe dizia que "se ela fizesse sexo, os homens não a respeitariam". Ela teve relações sexuais pela primeira vez aos 19 anos com seu namorado de então, e descreveu a experiência como fisicamente dolorosa, embora tivesse começado a gostar de sexo alguns anos mais tarde, com um parceiro diferente. Quase que pedindo desculpas, disse que fazer sexo era mais fácil para ela depois de alguns goles de bebida alcoólica — "provavelmente mexo melhor e fico mais solta" — e que, em geral, era difícil para ela se soltar sem álcool. Nicole também disse a Laura que tinha tentado se masturbar, mas nunca tinha usado a masturbação para atingir o orgasmo, e tinha medo de experimentar um vibrador. "Sempre ouvi dizer que, se você usa um vibrador, depois não vai mais querer um homem", disse ela. Outras mulheres temem — erroneamente — ficar dependentes do vibrador ou não serem mais capazes de se excitar ou de chegar ao orgasmo sem ele.

As palavras de Nicole eram surpreendentes e tipicamente cheias de autocrítica. Ela se culpava por seus problemas. O fato de que esses problemas estavam também atrapalhando o relacionamento com seu parceiro piorava as coisas ainda mais. "Muitas vezes não tenho orgasmo, o que faz com que ele se sinta inferior", disse ela. Segundo Nicole, seu parceiro agora estava tendo problemas para ter uma ereção ou, quando a conseguia, para mantê-la. No entanto, ela admitiu também que às vezes ficava ressentida com ele por sua expectativa de que era "obrigação" excitá-lo. "Às vezes, não tenho a menor vontade de me esforçar para que ele fique duro", disse ela. Num determinado momento, à medida que ia listando seus problemas com o parceiro, Nicole chorava silenciosamente.

Mais tarde, Laura descreveu a sessão para Jennifer e fez um resumo dos fatores e problemas psicológicos mais importantes com o relacionamento que poderiam estar contribuindo para o problema de Nicole. A seguir, Nicole foi atendida por Jennifer para uma avaliação médica que incluía um exame ginecológico e urológico. Jennifer examinou as estruturas internas e externas, inclusive o clitóris, que é normalmente esquecido durante exames pélvicos. Através desse processo ela pode eliminar a possibilidade de problemas ginecológicos mais prováveis. Jennifer fez algumas perguntas a Nicole sobre seu problema atual, cirurgias anteriores, doenças passadas, histórico ginecológico e obstétrico, história familiar, e a depressão que estava sendo tratada com Paxil. Nicole disse a Jennifer que ela tinha uma longa história de infecções na bexiga, algo que poderia também interferir no seu interesse por sexo, já que essas infecções provocam dor e irritação na uretra.

Em seguida, foi iniciada a parte fisiológica de nossa verificação. Com Nicole deitada na mesa de exame, Jennifer inseriu uma sonda pH pequena e flexível, e da largura aproximada de uma colher de coquetéis, na vagina de Nicole para medir o pH (acidez) vaginal. A enfermeira então registrou uma leitura de 4,6 no prontuário de Nicole, um nível considerado normal para uma mulher antes da menopausa (4,5 a 5,1; o pH aumenta em mulheres na menopausa que não estão tomando estrogênio). Depois disso, Jennifer mediu a sensação clitoriana e labial de Nicole usando um tensiômetro, que é um instrumento para descobrir a sensibilidade à vibração de baixas e altas freqüências. Isso nos dá informação sobre os nervos sensoriais na área genital. A sensibilidade clitoriana e labial de Nicole era baixa. A seguir, Jennifer inseriu um pequeno aparelho em forma de balão na vagina de Nicole e inflou-o muito lentamente, dizendo a Nicole que lhe avisasse quando sentisse a primeira sensação de pressão e depois quando começasse a sentir desconforto. Esse aparelho tem a função de medir a aquiescência vaginal, ou seja, a capacidade de relaxar e expandir da vagina. No caso de Nicole, a aquiescência era normal.

Por fim, Jennifer colocou a sonda de ultra-som, aproximadamente do tamanho de um palito de fósforo, tocando o clitóris e os lábios de Nicole. A sonda permitia que Jennifer tivesse uma visão total na tela de uma televisão da anatomia clitoriana e labial de Nicole, e também da uretra. A seguir, uma sonda do tamanho de um tampão foi inserida na vagina para medir o fluxo sanguíneo para a vagina e o útero. Para nossa surpresa, apesar da operação a que se submetera e das outras coisas que relatara, Nicole tinha um fluxo sanguíneo muito bom para todas as partes de sua área genital.

Depois disso, Nicole recebeu um vibrador e uns óculos 3-D de vídeo e som. Esses óculos permitem um estímulo visual erótico constante. Nicole deveria ver um vídeo erótico, desenhado e produzido para mulheres, através dos óculos e, sozinha na sala, excitar-se com o vibrador durante 15 minutos. Antes de sair da sala, Jennifer lhe disse que o objetivo era chegar ao máximo de excitação possível, para que pudéssemos obter as melhores medidas.

Quando se passaram 15 minutos, Jennifer voltou à sala e perguntou a Nicole como iam as coisas. Nicole não tinha tido nenhum orgasmo, mas contou, um pouco envergonhada, que tinha gostado do vibrador. "Acho que preciso comprar um", disse ela. A seguir, Jennifer repetiu o exame anterior em três partes. A lubrificação e o fluxo sanguíneo pélvico de Nicole tinham aumentado de maneira significativa após a estimulação. A elasticidade vaginal também tinha aumentado, mas a sensibilidade genital não tinha melhorado de forma significativa.

Depois que Nicole se vestiu, conversamos com ela no consultório, onde fez a pergunta mais freqüente que ouvimos em nosso trabalho: "Vocês acham que tudo é minha imaginação?" Laura lhe disse que absolutamente não, mas que provavelmente eram sua mente e seu corpo trabalhando um contra o outro. Embora Nicole não tivesse qualquer anormalidade anatômica séria, o Paxil que estava tomando pode ser associado a problemas de função sexual. Além disso, é muito provável que a cirurgia genital a que tinha sido submetida estivesse afetando os nervos sensoriais que iam para os lábios e para as ramificações menores do clitóris, fazendo com que fosse mais difícil para ela alcançar um nível máximo de excitação e atingir o orgasmo. Nicole também tinha problemas emocionais e de relacionamento, o que, por sua vez, piorava seus problemas físicos — um círculo vicioso. Em um nível emocional, a operação para retirar o câncer da vulva tinha sido particularmente traumática. Qualquer mulher que enfrenta uma doença que ameaça sua vida, como o câncer, sobretudo em sua área genital, vai se sentir estranha com relação a si mesma e a seu corpo. Nicole parecia ter algumas imagens negativas com relação a seu corpo, resultantes da operação que poderia ser considerada ligeiramente mutiladora e também algum temor durante o ato sexual. O funcionamento de seu parceiro também contribuía para seu problema.

Na próxima consulta, Nicole recebeu, uma hora antes de sua avaliação, uma única dose de Viagra, o nome comercial para o sildenafil. Como suspeitávamos que poderia acontecer, o fluxo sanguíneo pélvico pós-estimulação triplicou e a sensação genital aumentou. Ela teve um orgasmo na clínica, um de seus primeiros orgasmos em anos. Parece que o Viagra, que aumentou o fluxo sanguíneo e a sensação genital, combinado com o estímulo do vibrador e do vídeo erótico, ajudou Nicole a vencer a perda de sensibilidade e de excitação resultante de sua operação e do antidepressivo que estava tomando. Ela deixou a clínica com uma receita de Viagra, que hoje toma regularmente. Também a encorajamos a explorar o aspecto emocional de seu problema e lhe recomendamos a uma terapeuta sexual profissional de sua cidade natal para um tratamento mais detalhado.

Praticamente todos os casos da clínica incluem alguma combinação de problemas médicos, emocionais e de relacionamento. É como um gráfico em forma de pizza, mas os pedaços da pizza são distribuídos de maneira distinta. Vemos uma mulher cujo problema principal é basicamente médico ou fisiológico, mas, como ela vem sofrendo com isso há muito tempo, o problema já afetou o que ela sente a respeito de seu corpo e de si própria. Em conseqüência, seu relacionamento também vive em crise e isso faz com que os problemas físicos piorem consideravelmente. Descobrimos que é muito difícil para uma mulher separar sua própria sexualidade do contexto no qual ela sente essa sexualidade — ou seja, no relacionamento com seu parceiro. Isso dá ênfase ao argumento de que o órgão sexual mais importante no corpo humano é o cérebro. No entanto, sabemos também que os problemas físicos podem afetar a mente, o que, por sua vez, tem influência sobre a felicidade e a satisfação sexual, e vice-versa.

Tivemos um sucesso incrível com o uso de sildenafil em mulheres como Nicole, mas é importante observar que muitas pacientes não chegam nem a precisar de uma receita. Às vezes, o diagnóstico é um problema de relacionamento, dificuldades de comunicação ou um parceiro que ou não sabe o que fazer para estimulá-la sexualmente ou tem problemas de função sexual próprios. Aprendemos também que, ainda que o problema seja puramente médico ou fisiológico, medicamentos como sildenafil nem sempre funcionam.

Maria, uma paramédica de 44 anos, que mora num dos bairros residenciais de Boston, foi um desses casos. Maria veio nos ver porque nunca tinha sentido um orgasmo. Atraente, um pouco boêmia e extrovertida, era casada há 23 anos e tinha dois filhos quase adultos. Tinha nascido na Rússia, onde ninguém de sua família falava de sexo, e muito menos de orgasmo.

"Eu sabia que alguma coisa deveria estar acontecendo e tinha visto a palavra nos livros que lia, mas sabia também que nada estava acontecendo comigo", Maria disse a Laura. Embora Maria já estivesse vivendo nos Estados Unidos por duas décadas, nenhum médico tinha sido capaz de ajudá-la. Segundo o que contou a Laura, quando seu clínico geral tinha lhe perguntado, como parte de um exame de rotina, se tinha quaisquer problemas sexuais, e ela havia respondido que não tinha orgasmos, o médico tinha simplesmente ignorado a resposta. "Ele dizia, 'tudo bem', e fazia a próxima pergunta", disse Maria.

Dez anos antes, Maria também tinha consultado uma psicoterapeuta sobre seus problemas, mas descreveu as conversas com a psicoterapeuta como sendo demasiado abstratas para que pudessem lhe ajudar. A psicoterapeuta tinha sugerido a Maria que comprasse um vibrador, mas não lhe disse como funcionava ou o que fazer com ele. À época, Maria descartou a idéia do vibrador, considerando-a "burrice". Outra terapeuta tinha atendido Maria e seu marido e depois Maria sozinha, mas Maria tinha ficado impaciente com aquela conversa toda e com o custo e tinha deixado de ir. "Ela dizia 'tudo bem, conte-me suas fantasias'", disse Maria. "Era interessante para mim, mas será que eu queria mesmo estar pagando US$ 100 só para um bate-papo agradável?"

A seguir, Maria contou a Laura como sua frustração a tinha levado a experimentar sexo grupal: ela e seu marido tinham feito amor enquanto outro casal, bons amigos seus, também tinham uma relação sexual no mesmo quarto de hotel. "Foi tão excitante. Eu adorei", disse Maria a Laura. Ela achava que tinha quase tido um orgasmo e observado a outra mulher cuidadosamente para ver se podia aprender o que fazer. "Eu estava curiosíssima", disse Maria. Na verdade, ela realmente aprendeu alguma coisa, mas não o que esperava. Chegou à conclusão de que a outra mulher estava fingindo. "Desconfio que muitas mulheres não têm orgasmos, mas não falam sobre o assunto", concluiu Maria.

Jennifer fez todos os testes físicos em Maria, mostrou-lhe como usar o vibrador e depois saiu da sala. Quando voltou, Maria anunciou, meio aturdida, que tinha acabado de ter seu primeiro orgasmo. "Só foi preciso um minuto!", disse Maria. Para ela, foi um alívio saber que não havia nada errado e uma surpresa pensar que ter um orgasmo podia ser tão fácil.

Não receitamos Viagra para Maria. O que ela precisava era de educação psicossexual e orientação prática sobre auto-estimulação; não tinha quaisquer complicações médicas ou físicas e, obviamente, sua libido não era um problema. É importante também observar que os experimentos de Maria com sexo grupal não eram incomuns e, na verdade, eram sintomáticos de seus problemas. Laura atende muitas mulheres em relacionamentos estáveis que começam a questionar seus parceiros e depois buscam algo além deles para tentar descobrir o que está errado. Muitas vezes elas tentam auto-estimulação pela primeira vez, ou talvez sexo com outro parceiro. Seu objetivo é eliminar a possibilidade de um problema sério com o parceiro ou com o relacionamento. Muitas vezes a mulher fica desesperada quando descobre que em um caso extraconjugal tem os mesmos problemas sexuais que tem em casa, com seu parceiro estável, o que sugere que o problema é dela e não de seu parceiro. Essas tentativas podem fazer com que a mulher e, às vezes, o relacionamento entrem em crise, e é geralmente neste momento que a mulher vem nos ver.

Como Maria estava particularmente interessada em saber como uma mulher chega ao clímax, Laura a ajudou a escolher um vibrador e também a aconselhou sobre alguns vídeos educacionais (veja a sessão de Recursos no Capítulo 9). Maria queria aprender como se masturbar e achou que precisava de uma apresentação visual. Laura ajudou desenhando os genitais femininos e mostrando seus vários componentes, especialmente o clitóris, algo que ela faz para muitas de nossas pacientes que cresceram ouvindo dizer que auto-estimulação é errado ou a quem ninguém nunca falou nada sobre o assunto.

Maria agora tem consultas regulares com Laura, que sugere técnicas práticas e dispositivos para uso privado.

Depois de experimentá-los, Maria volta e conversa sobre a experiência. Há algum tempo, Maria nos disse que tinha convidado a mulher do sexo grupal a ir até sua casa ver o vídeo erótico e experimentar o vibrador. Ela disse que a outra mulher não gostou do vibrador tanto quanto ela, mas, mesmo assim, Maria tinha achado a experiência erótica.

Maria tentou também o Eros-CTD, ou instrumento para terapia do clitóris. Desenvolvido pela UroMetrics, Inc., esse é o primeiro instrumento para tratamento da disfunção sexual feminina aprovado pela FDA (Food and Drug Administration), associação que libera comida (*food*) e remédios (*drug*), em maio de 2000. Ele é colocado sobre o clitóris e o tecido a seu redor e proporciona uma leve sucção, que é controlada pela mulher. A idéia não é substituir o vibrador, mas realmente provoca o orgasmo em algumas mulheres. O objetivo principal é aumentar a excitação e ingurgitar o clitóris e os lábios, puxando o sangue para a área. A teoria é que, com o tempo, isso evitará a fibrose das artérias clitorianas e labiais e do tecido erétil clitoriano e labial, que ocorre normalmente com o envelhecimento e a menopausa. Também aumenta o fluxo sanguíneo clitoriano e labial de um modo geral. Maria contou que o Eros-CTD não parecia ter bons resultados em seu caso e que ela preferia o vibrador comum. No entanto, outras mulheres, principalmente as que têm problemas sexuais com base fisiológica, ficam entusiasmadas com o Eros-CTD.

Maria agora usa o vibrador à vontade, sem vergonha, constrangimento ou culpa, embora não quando está fazendo amor com seu marido. "Nós temos relação antes de dormir, ele dorme depois, aí eu pego meu vibrador e faço o que preciso fazer, e depois também durmo", disse ela a Laura. Embora, por enquanto, Maria e seu marido pareçam estar satisfeitos com esse arranjo, sugerimos que ela e seu marido poderiam incorporar o vibrador no período preparatório, ou talvez usar um vibrador mais forte, porém menor, durante o próprio ato sexual.

Embora Maria pudesse pedir mais para si própria, no momento ela parece feliz. A situação não está influenciando sua capacidade de ter orgasmos, sua satisfação sexual ou sua auto-estima. Nosso objetivo não é dizer às pacientes como elas devem organizar suas vidas, e sim lhes dar os instrumentos, a informação e os recursos para que assumam o controle de seu corpo e de sua sexualidade. Por outro lado, se um dia Maria quiser mudar a situação — se ela nos disser que gostaria que seu marido tivesse mais compreensão, ou se ela começar a se sentir só quando se estimula depois da relação —, começaremos a ajudá-la com esse problema específico. Normalmente, o melhor a fazer em casos como esse é a terapia de casal, mas seria preciso que Maria e seu parceiro tivessem a motivação necessária.

Um dos nossos casos mais bem-sucedidos é o de Paula, uma professora universitária de 55 anos, de Boston, que está casada há 22 anos. Em 1994, foi diagnosticado que ela tinha câncer de mama. Durante três anos, Paula foi submetida a oito cirurgias nos seios e depois três cirurgias pélvicas — a primeira para retirar um ovário, a segunda para uma histerectomia e a terceira para retirar aderências pélvicas que tinham se desenvolvido como resultado dos dois procedimentos anteriores. Depois das operações, deram-lhe Paxil para a depressão.

Foi após a histerectomia que Paula começou a notar uma diminuição de sua libido, assim como de suas sensações clitorianas, labiais e vaginais. Seus orgasmos, que antes haviam sido muito fortes, passaram a ser menos intensos, sendo que, na maioria das vezes, nem sequer aconteciam. Paula se recuperou da depressão e abandonou o Paxil, mas, mesmo assim, não tinha nenhum desejo sexual. “Então, comecei a perguntar a todas as médicas que cuidavam de mim: ‘O que aconteceu comigo?’ E todas diziam: ‘A maioria das mulheres na sua idade não está interessada.’ Uma delas me disse que eu tinha sido a segunda mulher em 20 anos que tinha se importado tanto. E isso era dito por mulheres!”, contou ela. A mensagem subliminar, disse Paula, era: “Nós te salvamos. De que é que você ainda está reclamando?” Ela também tinha certeza de que elas nunca teriam dito a um homem o que lhe disseram. Nossa filosofia é que um número de mulheres maior do que aquele que imaginamos se importa, e é por isso que é tão importante que façamos com que as mulheres sintam que têm o direito a sua sensibilidade sexual. Senão, como poderiam se sentir suficientemente bem para falar sobre o assunto com seus médicos? Não ajuda nada quando os médicos são incapazes ou não estão dispostos a aceitar o problema e a tentar tratá-lo.

Paula ficou desesperada, depois furiosa: "Eu queria minha sexualidade de volta. Retornei a cada uma das médicas e lhes perguntei: 'Por que vocês não me disseram o que ia ocorrer?'" Paula sentiu como se estivesse batendo contra uma parede. "Realmente, foi a primeira vez que o preconceito contra a idade e contra as mulheres tinha me ferido tão profundamente. Eu tinha tido uma carreira bastante bem-sucedida, e tinha sido capaz de administrar fosse o que fosse que a vida jogasse em meu caminho, mas isso só me machucava." No caso de Paula, a perda da libido era secundária à perda de hormônios e ao fato de que o sexo passara a ser frustrante e insatisfatório. Se não dava prazer, por que fazer?

Quando Paula veio a nosso consultório, o que vimos foi uma mulher com muita autoconfiança e articulada. Ao contrário de outras pacientes, que não sentem que têm direito à sua sexualidade, Paula tinha bastante certeza sobre aquilo que havia perdido. Estava entusiasmada de ter-nos encontrado, e inflexível com relação à possibilidade de solução. Sabíamos também que éramos as primeiras médicas a levar seu problema a sério. (Infelizmente, isso não nos surpreendeu. Laura não consegue esquecer um comentário que ela viu na Internet, feito por um urologista na Universidade de Harvard, a respeito da possibilidade da disfunção sexual feminina ser incluída como tema em um estudo médico sobre impotência: "Não posso imaginar nada mais irritante que estimular uma fila de mulheres infelizes a entrarem em consultórios de urologistas para uma avaliação de seus problemas sexuais", escreveu o médico. "Será que urologistas realmente querem seguir esse caminho? Devemos estar ficando desesperados por coisas que nos mantenham profissionalmente ocupados.") Isso é apenas um exemplo gritante das atitudes de alguns médicos, e que faz com que seja muito difícil para pacientes mulheres conversarem com seus médicos.

Quando Laura examinou Paula, chegou à conclusão de que não havia questões psicossexuais importantes em jogo. O casamento de Paula era estável e ela estava feliz no relacionamento. Embora a mastectomia e a reconstrução do seio tivessem sido experiências extremamente difíceis para ela, tinha se esforçado para resolver as questões de auto-imagem e emocionais e o trauma da cirurgia. Neste caso, parecia haver uma causa médica para o problema. Como Paula não podia ser submetida à reposição hormonal (estrogênio e testosterona) devido à sua história de câncer mamário, e tinha tido prazer no ato sexual anteriormente, sentimos que o Viagra poderia lhe ser benéfico.

Como previamos, o fluxo sanguíneo para a área genital de Paula e sua sensação genital aumentaram depois que ela tomou o remédio. Ela também teve um orgasmo no consultório e ainda maior sucesso em casa, com o marido. E já nos informou que sua libido e 90% de sua sensibilidade genital retornaram. Paula discutiu a opção de cremes hormonais tópicos com sua ginecologista e oncologista. Devido ao tipo de câncer que ela tinha tido e da ausência de recorrência, ambos acharam que havia algumas opções potenciais, mas que ainda existiam riscos a elas associados. Como Paula queria fazer tudo que fosse possível para restaurar sua sensibilidade sexual, dispôs-se a se arriscar. Foi-lhe receitado Estring, um anel de silicone macio, impregnado com estrogênio, que é inserido como um diafragma na vagina. O anel fornece uma dose baixa, mas contínua, de estrogênio no tecido vaginal, aliviando os sintomas de sequidão vaginal (veja o Capítulo 5 para uma discussão sobre terapia de substituição hormonal, anéis de estrogênio e câncer de seio).

A questão mais importante era se, durante a histerectomia, algum dano havia ocorrido. Nossa teoria é que, como ainda não sabemos a localização exata dos nervos e dos vasos sanguíneos que vão para a vagina e para o clitóris, que são vitais para uma resposta sexual normal, existe sempre a possibilidade de que eles sejam danificados durante a cirurgia. Embora tal ignorância anatômica possa parecer surpreendente no século XXI, a realidade é que só há duas décadas descobrimos a localização desses nervos e vasos sanguíneos pélvicos nos homens. Aprendemos muito, também, com especialistas em cirurgias retais, que há muitos anos sabem a localização de muitos dos nervos pélvicos e como evitá-los nas operações de câncer e colite em homens. Por esses motivos, um dos objetivos imediatos de Jennifer era determinar onde estão essas estruturas nas mulheres e, no momento, está desenvolvendo um tipo de operação que as protegerá e preservará.

É importante dizermos aqui que nem todas as mulheres que foram submetidas a histerectomia têm problemas de disfunção sexual. É óbvio que a operação não afeta todas as mulheres de uma maneira adversa. Uma das coisas que observamos é que as mulheres que tinham orgasmos com contrações uterinas e do assoalho pélvico — normalmente conhecidas como orgasmos vaginais ou do ponto G — sofrem uma perda maior quando seu útero é removido. Mulheres que, antes da operação, tinham principalmente "orgasmos clitorianos", isto é, sem contrações uterinas e do assoalho pélvico, não sofrem a mesma perda (falaremos deste assunto mais detalhadamente em capítulos posteriores, mas existem dois tipos de orgasmo, apesar de todos os mitos e desinformação, e um não é melhor que o outro, são apenas diferentes).

Para algumas mulheres, a histerectomia é necessária e, porque ela alivia dores, sangramento e desconforto, qualquer perda de sensibilidade ou de orgasmos é recompensada pelo alívio que é não ter aqueles sintomas. Uma de nossas pacientes, uma jovem que tinha endometriose e sangramento, nos disse que a histerectomia tinha melhorado sua vida sexual porque, finalmente, tinha deixado de ter câimbra.

Mas muitas outras operações a que as mulheres se submetem para "melhorar" sua vida sexual são desnecessárias e prejudiciais. Não faz muito tempo uma mulher veio nos ver com um caso especialmente triste. Seu namorado tinha começado a ficar menos excitado e a perder a ereção. Quando ela lhe perguntou o que estava acontecendo, a resposta foi "parece que tem muito espaço lá dentro". É claro que isso a deixou profundamente aborrecida e constrangida. Embora ela fosse perfeitamente capaz de ter orgasmos vaginais e, a seu ver, sentia que "prendia" o pênis de seu namorado durante o ato sexual, decidiu consultar seu ginecologista. Na consulta, disse ao médico: "Meu namorado diz que estou muito frouxa." A sugestão do médico foi que ele poderia operá-la para torná-la mais apertada. Como não tínhamos visto a mulher antes da cirurgia, não tínhamos idéia da extensão de seu problema, ou até se ela realmente tinha qualquer problema. É bastante possível que o problema tenha sido com o namorado. Algumas mulheres, no entanto, nascem com tecidos de apoio fracos na região pélvica, ou adquirem o problema mais tarde, algo que piora ainda mais com o envelhecimento. Em mulheres saudáveis, o envelhecimento, os partos normais e períodos muito prolongados de dores antes do parto são as causas principais para problemas de tecido pélvico frágil. Isso pode causar danos para os músculos do assoalho pélvico e ter como resultado uma percepção de uma vagina "frouxa" (no Capítulo 4, mais informação sobre doenças do assoalho pélvico).

O médico nesse caso acabou por realizar uma versão da operação para mulheres com prolapso vaginal, levantando e apertando a parede vaginal (Perineoplastia). Não podemos garantir que a paciente tivesse realmente prolapso vaginal (afrouxamento e queda da vagina). Depois que ela se recuperou, descobriu que sua lubrificação não tinha se modificado e que ela conseguia ter orgasmos clitorianos. No entanto, segundo o que nos relatou, não tinha mais sensação em sua vagina e não conseguia ter orgasmos vaginais.

É frustrante ver tantas mulheres que foram persuadidas a se submeter a cirurgias desnecessárias para melhorar a aparência genital e que, com isso, perdem sua função sexual. Infelizmente, acreditamos que isso é um reflexo não só da maneira negativa com que as mulheres vêem seus genitais em geral, mas também do fato de que aquilo que é considerado "atraente" é decidido pelos homens.

Quando não estamos na clínica, Laura atende pacientes para terapia de longo prazo e cuida da administração. Jennifer ou está realizando operações em mulheres com problemas urológicos ou está no laboratório, estudando a fisiologia muscular vaginal e clitoriana e realizando dissecações de cadáveres para entender melhor a anatomia pélvica feminina. Para os experimentos com a fisiologia muscular, amostras do tecido são firmadas com clipes e esticadas em um tubo grande chamado câmara de órgão. A seguir, Jennifer examina os efeitos que os vários medicamentos e hormônios têm sobre os tecidos. É possível também estimular os nervos nos tecidos e então avaliar como eles reagem com ou sem certos medicamentos. No momento, Jennifer está examinando também os efeitos de um medicamento novo que aumenta a produção de muco no colo do útero, aumentando a lubrificação vaginal.

O objetivo dessa pesquisa é ajudar a desenvolver novos medicamentos para mulheres e entender a sensibilidade sexual feminina. Jennifer descobriu que vários medicamentos e hormônios aumentam a sensibilidade sexual em fêmeas de animais. Essa informação está sendo usada para desenvolver medicamentos específicos e outros tipos de exames clínicos em mulheres. Ela descobriu também que o tecido vaginal reage de formas diferentes, dependendo se é da parte superior ou inferior da vagina. Isso sugere que os remédios podem ter resultados distintos, dependendo do lugar da vagina em que sejam postos e da estrutura inerente do tecido. A pesquisa é permanente e estamos otimistas com relação a descobertas futuras.

Em 1998 e 1999, avaliamos a sensibilidade sexual fisiológica de 48 mulheres, antes e depois do uso de Viagra, e demos prosseguimento à experiência com um questionário depois que as mulheres tinham tomado Viagra durante seis semanas em casa. Os resultados: 67% disseram que sua capacidade para ter orgasmos tinha aumentado depois de terem tomado o remédio. Mais de 70% disseram que tiveram uma sensação mais forte na área genital durante o ato sexual, com a estimulação sexual e no período de excitação anterior ao sexo.

É preciso observar que outros estudos chegaram à conclusão de que o Viagra não fazia muito efeito para a disfunção sexual feminina. O primeiro estudo sobre o sildenafil com um grupo de controle tomando placebo, conduzido pela Dra. Rosemary Basson do Hospital Geral de Vancouver, descobriu que o medicamento não teve um resultado melhor que o placebo em 577 mulheres. Nosso estudo, no entanto, chegou a conclusões diferentes, já que Laura filtrou as pacientes cuidadosamente, eliminando, assim, as que tinham problemas emocionais e de relacionamento para as quais o melhor tratamento seria a terapia. Excluímos também mulheres cujo problema principal eram distúrbios de desejo sexual hipoativo — ou seja, mulheres com permanente falta de interesse em sexo, algo que normalmente tem bases emocionais. Além disso, todas as mulheres que selecionamos tinham que ter níveis adequados de testosterona, o "hormônio do desejo", naturalmente ou por substituição, para que pudessem ser incluídas no estudo. Também excluímos mulheres com uma história de abuso sexual, depressão séria, ou algum tipo de doença psiquiátrica que exigisse medicação. Mas incluímos mulheres que estavam tomando inibidores da captação de serotonina seletivos (SSRIs) como Prozac e Zoloft para depressão, desde que essas mulheres não tivessem tido surtos de ansiedade ou depressão pelo menos por um ano. Ainda mais importante, selecionamos aquelas pacientes que antes tinham tido prazer sexual.

Para ser avaliada, a mulher tinha que apresentar sintomas de algum distúrbio na excitação sexual. Isto é, não podia obter ou manter uma lubrificação genital adequada ou expansão durante o ato sexual ou tinha uma redução nas sensações em seu clitóris, vagina ou lábios — problemas que, muitas vezes, são basicamente físicos. Tinha também que estar em um relacionamento satisfatório por pelo menos seis meses, não ter constrangimento com auto-estimulação e estar satisfeita com a capacidade de seu parceiro de estimulá-la.

Nosso objetivo com essas exigências foi restringir o número de mulheres para que ficássemos unicamente com aquelas que aparentavam ter problemas fisiológicos; já sabíamos, pela experiência com nossas pacientes, que o Viagra tem pouca utilidade no caso de problemas psicológicos ou de relacionamento. Metade das participantes estava na menopausa, e quase um terço tinha passado por uma histerectomia.

Descobrimos que o Viagra tinha aumentado o fluxo sanguíneo para a vagina, clitóris, lábios e uretra de forma significativa em todas as 48 mulheres. Em 70% das mulheres, elas disseram que, de um modo geral, sua experiência sexual também tinha melhorado de forma significativa.

As conclusões positivas dessas avaliações iniciais levaram a um estudo em maior escala que está sendo implementado no momento. Se esse estudo também tiver um resultado positivo, sugerindo um papel para o Viagra no tratamento de mulheres com disfunção sexual, é provável que a aprovação da FDA não tarde muito.

CAPÍTULO DOIS

A História da Sexualidade Feminina

Por que razão o campo da saúde sexual feminina está atrasado uns 20 ou 30 anos com relação ao masculino? Por que é que as mulheres não receberam a mesma atenção? Para entender o presente, temos que considerar o passado. Embora uma história abrangente da sexualidade feminina esteja muito além do que possamos abordar neste livro, achamos que uma breve revisão — principalmente do que ocorria na Europa no século XIX e na América no século XX — nos explicará como tantas mulheres acabaram sendo as cidadãs sexuais de segunda classe que são hoje em dia.

Pouco se sabe com certeza sobre o comportamento sexual nos tempos antigos, e é questionável quanta relevância as práticas sexuais dos povos da Mesopotâmia têm para as nossas, mas umas poucas coisas precisam ser mencionadas. Desde o tempo em que foram feitos os primeiros registros históricos, cerca de 3000 a.C., as mulheres eram consideradas propriedade e valorizadas para a reprodução.

O adultério não era um pecado contra a moral, e sim um crime de violação de propriedade contra o marido. Na Grécia antiga, onde os direitos políticos ou legais da mulher eram iguais aos de um escravo, ela era simplesmente chamada de *gyne*, cujo significado é, no grego antigo, "portadora de crianças". Seu útero a definia. Com efeito, Platão foi um dos primeiros em uma longa linha de homens mal-informados através da história a declarar que um útero inativo era a causa da histeria, uma doença feminina que provocava nervoso, desmaios e insônia. Como ele escreveu em seu diálogo *Timaeus*, o útero era uma "criatura que vivia desejosa para parir" que, se deixada "vazia por muito tempo depois da puberdade", começaria a passear pelo corpo, cortar a respiração e provocar no sofredor "uma angústia extrema", uma referência aparente à menstruação e às dores menstruais.

No século II d.C., o escritor médico Galeno descreveu a histeria como uma doença uterina causada pela privação sexual. Ele recomendava o ato sexual ou a masturbação como curas. A doença, afinal de contas, tinha os sintomas clássicos da excitação sexual crônica: ansiedade, irritabilidade, fantasias eróticas, sensações de peso no abdômen. Galeno disse também que mulheres ardentes tinham maior risco de contrair a doença.

Se os gregos consideravam as mulheres um bem móvel e os romanos, a infertilidade como motivo para o divórcio, a Igreja Cristã, que ocupou o vácuo político após a queda de Roma, foi ainda mais longe. Os fundadores da Igreja achavam que o sexo era moralmente ofensivo e as mulheres, uma ameaça para a salvação do homem. Um dos pensadores mais influentes da Igreja foi Santo Agostinho, que tinha vivido com uma amante e teve muita dificuldade para controlar sua própria luxúria. Depois de entrar para a Igreja, cheio de culpa e enojado de seus desejos sexuais, renunciou a eles, adotando uma vida de celibato e impondo suas idéias aos demais. Escreveu, também, que não conhecia nenhuma outra coisa mais capaz de fazer com que "a mente do homem descesse das alturas do que as carícias de uma mulher e aquela junção de corpos". A procriação com tais "tentadoras" devia ser obtida através de um ato sexual sem paixão e com esse único objetivo. Numa época de analfabetismo geral, quando a leitura e a escritura eram privilégio da Igreja, suas conclusões foram aceitas, propagadas oralmente e se tornaram, com o tempo, absolutas.

Embora na Ásia as atitudes fossem mais liberais — o *Kama Sutra* da Índia, compilado em algum momento entre o terceiro e quinto séculos, é um manual detalhado sobre sexo que glorifica o prazer sexual tanto para homens como para mulheres —, no Ocidente as tradições originais cristãs estabeleceram o padrão para os próximos séculos. O cinto de castidade da Idade Média era um instrumento de tortura construído sobre uma moldura de metal que era colocada entre as pernas da mulher da frente para trás. Tinha dois pequenos orifícios para urinar e defecar, mas não permitia a penetração. Ainda mais importante, dava aos maridos o poder de trancar suas esposas (sua propriedade sexual) assim como faziam com seu dinheiro.

O ressurgimento das artes e do humanismo durante o Renascimento liberou algumas das atitudes sexuais e o mesmo ocorreu com a Reforma Protestante do século XVI, liderada por Martinho Lutero e Calvino. Em sua rebelião contra o papa, os reformadores concluíram que o sexo no casamento era admissível não só para procriação, como também "para tornar mais leves e fáceis as tarefas e tristezas dos afazeres domésticos, ou para que um amasse o outro" — uma espécie de revolução.

Os puritanos que migraram da Inglaterra para a América trouxeram consigo as atitudes da Reforma Protestante e, com isso, deram uma nova relevância ao sexo no casamento. Mas, como qualquer pessoa que tenha lido *A letra escarlate* sabe, os puritanos chegavam a extremos no caso da transgressão sexual extraconjugal. Era um rude mundo novo, que exigia muita disciplina pessoal. Talvez se sentissem desafiados pelas práticas "selvagens" dos índios americanos tais como o sexo pré-marital, a poligamia e a homossexualidade. (No entanto, Hope Ashby, uma terapeuta e especialista em sexualidade de várias culturas, diz que quando os colonos começaram a violar as mulheres índias, foram os próprios nativos americanos que, ao final, sancionaram leis proibindo esse comportamento violento.) Como expressou um de seus ministros, o clero puritano pregava que o homem (e especialmente a mulher) estava tão cheio de pecado "quanto um sapo está cheio de veneno". A obrigação da comunidade era encarregar-se daquele que tinha pouca fé; o que, em potencial, podia ser qualquer um. Os que se entregavam ao adultério, se descobertos, eram chicoteados, colocados no tronco, ou forçados a fazer confissões públicas. Os homens, naturalmente, eram considerados mais racionais e mais capazes de controlar sua paixão que as mulheres. Essas eram castigadas pelos ministros por se vestirem impropriamente, atraindo os homens para o pecado. Embora, como é óbvio, os ditos crimes sexuais envolvessem duas pessoas, normalmente um homem e uma mulher, processos e condenações contra mulheres eram mais freqüentes.

Já no século XIX, esperava-se das mulheres virtuosas da classe média que se dedicassem à modéstia, que personificassem a pureza e que não tivessem nenhum desejo sexual. A era vitoriana na América transformou a dona de casa da classe média em nada menos que a guardiã da moralidade pública. Seu lugar era em casa, com seus filhos, sobre um pedestal de inocência, protegendo a decência da família e a posição social. Ela apenas suportava o sexo com seu marido para a procriação, mas, se esse fosse uma pessoa decente, deveria submetê-la a seus ímpetos animais o menor número de vezes possível. Por mais estranho que isso possa parecer hoje, muitas mulheres da classe média aceitavam facilmente a visão de que não tinham paixão sexual, pelas pressões sociais de uma classe média autoconsciente, por ignorância, ou por ambas.

Ao mesmo tempo a "histeria" parecia ser pandêmica. Se, na verdade, a doença fosse frustração sexual crônica, como Rachel P. Maines argumenta em seu livro *The Technology of Orgasm* (*Tecnologia do orgasmo*), uma história séria e ao mesmo tempo divertida do vibrador, as mulheres buscavam consolo em uma das poucas saídas aceitáveis: a ida ao consultório médico para ser massageada até o orgasmo. Maines escreve que os médicos no Ocidente executavam a "tarefa rotineira" de aliviar os sintomas das pacientes histéricas com massagem genital manual até que a mulher chegasse ao orgasmo, ou, como era conhecido sob condições clínicas, ao "paroxismo histérico". O vibrador, inventado por um médico britânico na década de 1880, foi uma reação direta aos médicos que precisavam de ajuda para levar a cabo esse procedimento.

Existem também evidências de que, por trás das portas fechadas, nem todas as mulheres de classe média do século XIX eram tão vitorianas como o eram em público. O historiador cultural Peter Gay, por exemplo, citou extensivamente em seu trabalho textos do diário de Mabel Loomis Todd, uma respeitável esposa da Nova Inglaterra que teve um caso extraconjugal durante uma década com Austin Dickinson, irmão de Emily Dickinson. Mas Mabel Todd também se deleitava com o erotismo de seu casamento com o marido, David Todd: "Fomos para a cama às sete e tivemos uma noite maravilhosa, David e eu", Mabel Todd escreveu em seu diário, em fevereiro de 1882. "Nunca me esquecerei dessa noite, portanto não escreverei sobre ela."

O registro estava acompanhado de dois símbolos indicando que o casal tinha tido relações duas vezes naquela noite. Três anos antes, durante suas férias nos lagos Finger de Nova York, o diário fala da época em que o casal tinha "viajado no navio *Schuyler*, de Genebra até Watkins, no lindo lago Sêneca — ah, como nos amamos! E que evidência gloriosa e linda desse amor tivemos em nosso quarto, antes do jantar, na casa da montanha Glen!".

No entanto, é provável que Mabel Todd fosse uma exceção. A maioria das mulheres vitorianas reprimia sua sexualidade a tal ponto que a maioria dos homens e algumas mulheres consideravam a prostituição um mal necessário, que permitia ao homem um escape natural para sua luxúria. O século XIX foi um período em que a prostituição se expandiu rapidamente, pois o surgimento das cidades e a expansão da fronteira — com homens sozinhos, e esposas e filhos que ficavam para trás — trouxeram a sexualidade para o mercado. Em algumas cidades de mineração de prata em Nevada, a prostituição era a segunda categoria ocupacional mais comum para mulheres depois de dona de casa. À época da Guerra Civil americana, um catálogo de bordéis da moda listava 106 estabelecimentos na cidade de Nova York e 57 em Filadélfia.

Por sua vez, a prostituição desregrada provocou o primeiro movimento de reforma sexual que começou entre mulheres brancas de uma classe comercial em expansão (e umas poucas escravas libertas) em Boston e no interior do estado de Nova York, como parte do movimento de reforma social mais amplo — contra a intemperança, a pobreza e a escravidão — da década de 1830. Para as reformadoras, mulheres brancas de classe média, a prostituição era uma ameaça não só à moralidade pública, como também à saúde de seus maridos, numa época em que proliferavam o cólera e a sífilis. E, como muitas prostitutas não eram brancas, as mulheres brancas não estavam nada satisfeitas com o fato de seus maridos estarem sendo servidos por "pessoas de cor". Infelizmente para as reformadoras, a maioria das prostitutas não achava que precisava ser reformada e, de um modo geral, resistiram aos esforços para se transformarem em costureiras ou empregadas domésticas. Para as mulheres negras ou índias, que tinham um padrão social geralmente mais baixo, a prostituição não só lhes dava uma renda maior, como também um certo nível de poder.

Depois da Guerra Civil, um movimento mais amplo liderado por mulheres lançou um ataque à prostituição. O movimento tinha inclusive o apoio de sufragistas como Susan B. Anthony e Elizabeth Cady Stanton, que argumentavam que o mesmo padrão de moralidade deveria aplicar-se a ambos os sexos. Em 1867, elas conseguiram bloquear um movimento para legalizar a prostituição no estado de Nova York. Na virada do século, esse movimento de "pureza social" não tinha conseguido acabar com a prostituição; mas, como não poderia deixar de ser, tinha tido suas conseqüências para o casamento de classe média, como bem demonstram dois extraordinários levantamentos sobre sexo da época, que descrevemos a seguir. É importante assinalar que, como era comum no período, o racismo e a discriminação impediam que mulheres de cor participassem nestes levantamentos.

Katharine B. Davis, funcionária de uma instituição de caridade* ligada à Universidade de Vassar, onde havia sido educada e, mais tarde, superintendente de um presídio de mulheres, realizou um levantamento com 2.200 mulheres, a maior parte delas nascida antes de 1890, e descobriu que a maioria descrevia o sexo como sendo algo de importância limitada em suas vidas de casadas, exatamente como pregavam as reformadoras da pureza. Clelia D. Mosher, uma médica e professora universitária que pesquisou 45 de suas pacientes, encontrou resultados semelhantes. Mesmo as mulheres que gostavam de sexo — e no levantamento de Mosher um terço delas disse que normalmente tinham orgasmos — sentiam-se extremamente culpadas e confusas. Uma mulher, por exemplo, listou o prazer como um dos objetivos do sexo, mas qualificou sua resposta escrevendo "mas um prazer não necessariamente legítimo". Metade das mulheres na pesquisa de Mosher e 40% na de Davis disseram que não tinham tido informações suficientes sobre sexo antes do casamento. O interessante, no entanto, é que três quartos das mulheres no estudo de

* No original, *settlement house* — grupo de assistentes sociais de uma universidade ou colégio superior que se estabeleciam em um distrito pobre ou com superpopulação para dar aos habitantes educação, recreação etc. (segundo o *Concise Oxford Dictionary*). (*N. da T.*)

Davis praticavam algum tipo de controle anticoncepcional. Os métodos mais comuns à época eram o chamado método do ritmo e o *coitus interruptus*, embora alguns casais já usassem camisinha, esponjas vaginais e até o diafragma — patenteado em 1846 sob o título de "O protetor da esposa".

No início do século seguinte, Sigmund Freud já estava questionando quase todos os aspectos do sexo como tinha sido compreendido anteriormente. Freud, neurologista vienense e fundador da psicanálise, chegou à conclusão de que o sexo era uma força primária na vida humana. Criou também uma teoria do desenvolvimento psicossexual que começaria na primeira infância. Em sua formulação mais conhecida, o Complexo de Édipo, Freud afirmava que, inevitavelmente, meninos têm atração sexual por suas mães, mas também ansiedade de castração, ou seja, um medo inconsciente de que seu pai irá puni-lo retirando seu pênis. As idéias de Freud foram revolucionárias e tiveram um enorme impacto nas atitudes nos Estados Unidos no sentido de que incentivaram a satisfação do desejo sexual e não sua supressão. Em décadas mais recentes, Freud tem sido atacado por feministas e outros críticos por seu falocentrismo e sua má compreensão da sexualidade feminina.

Freud acreditava que as meninas sofriam não só de inveja do pênis como também do Complexo de Electra, um desejo de possuir seus pais sexualmente e substituir suas mães a quem culpam por seus corpos deficientes. Freud também considerava o clitóris uma espécie de pênis inferior que as meninas naturalmente iriam descobrir e manipular durante a auto-exploração. Mas à medida que cresciam, disse Freud, deviam abandonar aquele interesse infantil pelo clitóris e concentrar-se na vagina, o órgão receptor para o pênis. Num relato que demonstra claramente esse tipo de atitude, uma mulher nos contou que seu obstetra lhe disse, desculpando-se depois de fazer o parto de uma filha (em vez do filho que o exame de ultra-som tinha parecido indicar): "Bom, seu bebê não tem um pênis, mas tem um lugar agradável para pôr um." Numa visão que ainda permeia nossa cultura, Freud declarou que os orgasmos clitorianos eram imaturos e que só os orgasmos vaginais eram "autênticos".

Escrevendo na mesma época que Freud, Havelock Ellis, um médico inglês não tão conhecido nos dias atuais, teve um impacto muito mais positivo sobre as atitudes das mulheres com relação à sua sexualidade. Ellis, um romântico que às vezes é chamado de profeta da sexualidade moderna, escreveu, em seis volumes, *Estudos sobre a psicologia do sexo*, um banquete sobre as variedades de expressão sexual que foi muito popular. Ellis acreditava no erotismo feminino e na necessidade que as mulheres tinham de satisfazer seus desejos sexuais. Argumentava também que a ênfase que se dava ao sexo como meio de reprodução tinha uma influência repressiva na sexualidade feminina. "Freud", disse ele uma vez, "foi um gênio extravagante — a maior figura da psicologia — que quase sempre estava errado."

As idéias de Ellis enraizaram-se profundamente entre pequenos grupos de radicais americanas com base na cidade de Nova York, sobretudo em Greenwich Village, que faziam experiências sexuais e acreditavam em uma mulher nova e emancipada que tivesse as mesmas paixões que os homens. Suas idéias estavam bastante distantes das cruzadas da "pureza social" e contribuíram para uma nova política da sexualidade, a batalha pelo controle da natalidade. Em 1916, Margaret Sanger, uma mãe de três filhos dos subúrbios de Nova York — e, segundo sua biógrafa, Ellen Chesler, em um dado momento, amante de Havelock Ellis — abriu uma clínica para controle de natalidade em uma comunidade de classe trabalhadora do Brooklyn, onde foi detida e presa por fornecer informações sobre preservativos sem a presença de um médico. O julgamento que se seguiu deu ao movimento para o controle da natalidade a maior publicidade de sua história. Tratava-se, nesse caso, do tipo de controle da natalidade que Sanger defendia — ou seja, o uso de dispositivos anticoncepcionais tais como o diafragma, e não os antigos métodos de abstinência, ritmo ou *coitus interruptus*, e isso claramente refletia uma mudança sísmica nas normas sexuais da classe média. A promoção de preservativos no lugar da abstinência refletia uma aceitação indisputável de que as mulheres podiam fazer sexo com o único objetivo de ter prazer.

Nos meados do século, um professor de zoologia da Universidade de Indiana, quase desconhecido, foi capaz de mostrar quanto o comportamento sexual privado diferia das normas aceitáveis publicamente. Era Alfred Kinsey que, em 1948, publicou um marco histórico cultural: *Sexual Beha-*

vior in the Human Male (*O comportamento sexual no homem*). *O Sexual Behaviour in the Human Female* (*O comportamento sexual na mulher*) apareceu cinco anos mais tarde. Os estudos, baseados em entrevistas face a face com 12.000 pessoas, foram escritos em prosa didática que descrevia, com um detalhamento nunca utilizado antes, os hábitos sexuais dos americanos comuns (mas só de americanos brancos). Com detalhes precisos, Kinsey tabulou a freqüência da masturbação, das relações sexuais pré-maritais e maritais, do sexo extraconjugal e da homossexualidade.

As conclusões, pelo menos para os tradicionalistas, foram chocantes. O estudo dos homens mostrou que quase 90% deles tinham tido relações pré-maritais e metade tinha se envolvido em sexo extraconjugal. Kinsey também relatou que mais de um terço dos homens adultos tiveram uma experiência homossexual a ponto de atingir um orgasmo, enquanto 4% deles tinham afirmado que, como adultos, eram exclusivamente homossexuais.

Por mais chocantes que esses resultados tivessem sido para os heterossexuais no fim da década de 40, foi o levantamento sobre mulheres que realmente causou furor. Mesmo nessa época poucos americanos estavam prontos para ouvir que as mulheres eram tão capazes de ter orgasmo quanto os homens. Jornais, líderes comunitários e educadores fizeram todo o possível para condenar o livro como amoral. No entanto, os que estavam dispostos a ignorar as acusações — e muitos estavam — descobriram que os dados mostravam algo surpreendente: “Um aumento claro e progressivo no número de mulheres que chegam ao orgasmo em seu coito marital." Os resultados de Kinsey mostraram que, entre as mulheres mais velhas que tinham sido entrevistadas, uma porcentagem maior nunca tinha chegado ao orgasmo durante o ato sexual, mas que, entre as mulheres mais jovens, a maior porcentagem, sim (mulheres consideradas mais velhas eram as nascidas no fim do século XIX e jovens as nascidas na década de 1920). Entre as razões para a mudança, Kinsey citou as atitudes mais livres da sociedade e o número maior de mulheres que tinha tido experiências sexuais pré-maritais.

Treze anos mais tarde, em 1966, William H. Masters e Virginia E. Johnson, um médico e uma cientista do comportamento da Escola de Medicina da Universidade de Washington, em St. Louis, ficaram conhecidos internacionalmente com a publicação de *Human Sexual Response* (*A resposta sexual humana*). O livro, baseado no trabalho dos autores em seu laboratório em St. Louis, no qual observavam e registravam a atividade sexual humana, deixou claro, pela primeira vez, que a resposta sexual feminina consistia em quatro fases — excitação, platô, orgasmo e resolução — e descreveu cada uma delas.

Segundo Masters e Johnson, a fase da excitação é sinalizada pela lubrificação vaginal, pela ingurgitação da vagina e do clitóris e por uma respiração mais rápida. Na fase do platô, ocorre um aumento no fluxo sanguíneo para os genitais que faz com que os tecidos no terço inferior da vagina inchem, estreitando a abertura vaginal em pelo menos 30%

e garantindo que a vagina externa irá efetivamente segurar o pênis depois que for inserido. Os lábios internos da vagina também duplicam ou até triplicam de grossura e isso faz com que os lábios externos se separem. O estágio do orgasmo ocorre quando a estimulação do clitóris ou a pressão na parede vaginal ou no colo do útero faz com que a tensão corporal e a ingurgitação pélvica aumentem até chegar ao clímax. Contrações musculares rítmicas, involuntárias e agradáveis do útero, do terço externo da vagina e do esfíncter anal enviam sangue e expelem a tensão dos tecidos pélvicos. A fase da resolução é a volta ao estado de não-excitação, quando há uma reversão das mudanças fisiológicas.

Masters e Johnson também disseram que todos os orgasmos femininos são clitorianos, uma afirmação que ainda causa confusão nos dias de hoje. Anne Koedt, em seu ensaio clássico de 1969, *O mito do orgasmo vaginal*, disse que "a mulher sexualmente madura que atingiria o orgasmo com a penetração vaginal era a criação das preferências sexuais masculinas" (na verdade existem tipos diferentes de orgasmos, que abordaremos no Capítulo 3).

Os anos 60 trouxeram algumas das mudanças sociais mais espetaculares do século, e muitas delas tiveram uma influência direta sobre a sexualidade feminina — e nem todas para o bem. No primeiro ano da década, a FDA dos Estados Unidos aprovou o uso de anticoncepcionais femininos orais, dando às mulheres controle direto sobre sua própria fertilidade. Como nenhum dos métodos de barreira anteriores jamais tinha conseguido fazer, a pílula separou o sexo da reprodução. Mulheres não precisavam mais interromper o ato sexual para introduzir um diafragma, nem negociar com seu parceiro sobre o uso da camisinha. Porém, embora a pílula tenha aberto as portas para uma verdadeira revolução, dando à mulher a liberdade para fazer sexo quando ela quisesse e com quem quisesse, colocou também sobre ela uma nova responsabilidade: a de ser "liberada". No século XIX, as mulheres tinham sofrido porque não lhes era permitido gostar de sexo ou porque eram casadas com homens que não se importavam se elas gostassem ou não. No século XX, foram submetidas às novas pressões de serem atraídas para o sexo muito mais cedo em um relacionamento, com a expectatīva por parte dos homens de que deveriam ser aventureiras sexuais ou pelo menos terem orgasmos múltiplos. "Colocadas na defensiva, foram rapidamente perdendo o direito de dizer 'não' que as feministas do século XIX tinham lutado tanto para conseguir", escreve John D'Emilio e Estelle B. Freedman em *Intimate Matters: A History of Sexuality in America* (*Questões de intimidade: uma história da sexualidade na América*).

Da mesma maneira, as rebeliões dos anos 60 — contra a guerra do Vietnã, desigualdade racial, pobreza, o materialismo americano e noções tradicionais de moralidade sexual — não significaram, necessariamente, um benefício para as mulheres. Na verdade, as mulheres dos movimentos de protesto dos anos 60 eram muitas vezes exploradas sexualmente e constantemente diminuídas por seus líderes masculinos, o que, em parte, fez com que elas, por frustração e raiva, se separassem para formar seu próprio movimento, centrado na "libertação das mulheres". Quando Shulamith Firestone, uma das primeiras organizadoras do movimento feminista, falou, em um comício de grupos radicais, sobre a opressão das mulheres, teve que enfrentar alguns dos homens que a ouviam, que gritavam "tirem ela do palco e transem com ela!". Os organizadores da campanha masculina contra a convocação para a guerra chegaram a tornar popular o slogan "As moças dizem sim para os rapazes que dizem não".

A revolução sexual foi principalmente um fenômeno ocidental. Não teve o mesmo impacto na Ásia, exceto entre as classes mais ricas e educadas. Mesmo assim, o aumento da atividade sexual das mulheres não significou necessariamente um aumento de sua satisfação sexual. Na Índia, nos meados da década de 80, por exemplo, um levantamento com 695 mulheres de classe média, liderado por um terapeuta sexual de Bombaim, descobriu que só 10 a 15% delas chegavam ao orgasmo durante o ato sexual. Dastur, o autor de *Sex Power: The Conquest of Sexual Inadequacy (Poder sexual: a conquista da inadequação sexual)*, descobriu que as demais "meramente se submetiam ao sexo e o faziam mecanicamente, com a idéia de que essa era sua obrigação a fim de ter um filho homem". O psicanalista indiano Sudhir Kakar, em uma conferência dada na Universidade da Califórnia em Berkeley, em 1987, falou da "miséria sexual generalizada" entre todas as classes na Índia.

Em outras partes da Ásia, como no Japão, o prazer sexual tem sido quase sempre privilégio dos homens e, em muitos casos, fora do casamento. Mulheres e mães sempre foram homenageadas como as alimentadoras essenciais da próxima geração de japoneses, mas suas próprias necessidades sexuais são, muitas vezes, secundárias. Não é dizer que as mulheres sejam ignorantes das artes sexuais: sabe-se muito bem que prostitutas e algumas das tradicionais gueixas de eras passadas são especialistas em dar e receber prazer. No entanto, para a mulher japonesa comum, o sexo tem sido normalmente considerado uma obrigação familiar mais do que um meio de compartilhar e de ter intimidade.

Na década de 80, nos Estados Unidos, duas forças — a Aids e um movimento moderno de "pureza" sob a guisa de "valores familiares" — criaram uma linha de defesa contra a abertura da sociedade americana com relação ao sexo. A Aids especialmente continua a influenciar atitudes. Ainda que, mesmo com doenças relacionadas ao HIV e à Aids, mais pessoas estejam vivendo vidas plenas e longas, os juízos sociais negativos e o medo sobre como a doença é transmitida vêm se ampliando e se transformando em um julgamento social maior que abrange a sexualidade em geral. Em nossa época o sexo sempre será visto como uma fonte de prazer e de melhoria da vida, mas a Aids acrescentou-lhe uma dimensão de medo e de morte possível. A hepatite, sobretudo a hepatite C, tem tido o mesmo efeito.

Quatro décadas após a liberdade fornecida pela pílula de controle da natalidade, uma vez mais os casais são obrigados a usar camisinhas. Precisam também fazer perguntas para averiguar a história sexual de seu parceiro/sua parceira. Mulheres sexualmente ativas precisam fazer exames para HIV e outras doenças sexualmente transmissíveis que vieram à tona em décadas recentes, especialmente herpes, clamídia e o vírus do papiloma humano (HPV), que está relacionado com o câncer do colo do útero e anal. Estudos recentes têm sugerido que muitas jovens adolescentes têm medo de sexo e que, nos dias de hoje, se compararmos com o que ocorria há 15 ou 20 anos, o número de adolescentes mulheres que praticam o sexo é menor. No entanto, a maioria de nossas pacientes, nos seus 20 anos ou mais, geralmente sabem como se prevenir do HIV e não estão tão atemorizadas como estávamos todos no começo da epidemia. Uma das razões para isso pode ser o fato de que, de uma certa forma, o espectro da Aids já foi incorporado à maneira como sentimos nossa sexualidade, ou pelo menos da maneira como as pessoas solteiras sentem a sua.

Outras forças sociais são mais sutis. Descobrimos que muitas mulheres ainda são influenciadas pelo tabu social de que meninas boazinhas não devem sentir que têm direito à sua própria satisfação sexual. Uma das preocupações de nossas pacientes é pensar que, se elas lutarem por aquilo que desejam sexualmente, seus parceiros masculinos poderão se sentir intimidados ou ameaçados, imaginando até que elas querem fazê-los se sentir inadequados. Embora muitas saibam que devem ser sexuais, ainda é um passo maior para uma mulher se sentir com tanto direito à satisfação sexual que lhe permita pedir a seu parceiro aquilo que deseja, ou "instruí-lo" para que faça aquilo de que ela gosta. Até ir a um consultório médico para tratar de um problema sexual ainda é problemático, pois isso significa dar uma importância inusitada àquela parte de sua vida. Mulheres de todas as idades, profissões e contextos sociais ainda têm medo de que seja errado defender sua sexualidade e que, ao fazê-lo, estarão prejudicando sua condição de "boazinhas".

As mulheres negras enfrentam um desafio social sexual específico. Há anos foram colocadas em duas categorias: ou são uma "Jezebel" ou uma "Lolita", mulheres insaciáveis, sempre prontas para o sexo e cheias de desejo, ou são uma "mãezona" ou uma "tia", mulheres que não têm nenhuma personalidade sexual. Hope Ashby diz que o racismo do Sul americano dava apoio a essa noção de mulheres negras como fáceis ou ninfomaníacas. Esses estereótipos ainda são vigentes hoje e têm uma profunda influência sobre como a sexualidade é sentida nessa população de mulheres.

Muitas vezes, ouvimos de nossas pacientes frases como: "Sabe de uma coisa, eu me sinto estranha falando disso, ou talvez seja maluquice minha pensar que é tão importante." Embora a mulheres mais jovens seja permitido pensar que o sexo é importante, muitas vezes nem elas próprias se sentem ainda confortáveis o suficiente para falar com seus parceiros sobre sexo. É normal que uma jovem silencie porque se preocupa, por exemplo, achando que seu parceiro pode se sentir inadequado se ela não estiver tendo orgasmos ou, pior ainda, que ele a possa deixar se descobrir. Com isso, até as mulheres mais liberadas ainda fingem orgasmos.

E, no entanto, estamos otimistas e excitadas sobre as novas atitudes e o novo milênio. Às vezes nos esquecemos de como a sexualidade passou a ser parte de nossas vidas cotidianas. A crescente abertura da sociedade sobre sexo nas últimas décadas — que se reflete na publicação de livros tão diferentes como *Sex and the Single Girl* (*Sexo e a mulher solteira*), de Helen Gurley Brown, *Joy of Sex* (*Os prazeres do sexo*) e o manual feminista sobre sexo e saúde *Our Bodies, Ourselves* (*Nossos corpos somos nós*) de Alex Comfort — tornou muitas mulheres mais confortáveis com sua própria sexualidade. Vimos também como o uso generalizado do sildenafil fez com que as pessoas falassem mais abertamente sobre problemas sexuais. Quando Bob Dole falou sobre disfunção erétil — e especialmente sobre seu próprio problema — na televisão em rede nacional, abriu portas e fez com que outros homens e também mulheres "saíssem do armário" com seus problemas de função sexual. O fato de que essas discussões estão ocorrendo em nossos lares e em nossos escritórios é estimulante e significa que as linhas de comunicação agora estão abertas.

CAPÍTULO TRÊS

A Anatomia e a Resposta Sexuais Femininas

Gail é uma moça de 23 anos, atraente e bem-humorada, com um temperamento extrovertido e uma história recente de dispareunia, ou dor na vagina durante o ato sexual. Os sintomas iniciais foram sensações de queimadura na vagina após o ato, mas, quando ela finalmente veio nos ver, a relação sexual com seu marido já tinha se tornado tão dolorosa — contou-nos que sentia como se ele tivesse uma lixa no pênis — que ela já há muito tinha desistido de ter qualquer intimidade física.

Técnica em informática de Columbus, Ohio, Gail nos disse também que, antes da dispareunia começar, ela nunca tivera um orgasmo, nem sozinha nem com seu marido. Eles estavam casados há dois anos. "Ele tinha o orgasmo dele e eu pensava, 'ah, tudo bem, o meu virá um dia'. Então eu observava, e esperava, mas nunca veio."

Gail tinha também uma história de infecções recorrentes no trato urinário e parecia que seus problemas eram uma combinação de doenças fisiológicas e do medo —

muito justificável — da dor. No entanto, o primeiro obstáculo que tivemos que tratar foi a falta de conhecimento que ela tinha do seu próprio corpo e, em particular, de sua anatomia sexual. Descobrimos que ela não tinha idéia do que era um orgasmo ou do que lhe dava prazer ou sobre como se masturbar. "Eu não tenho a menor idéia do meu corpo", ela admitiu. Como era de se esperar, Gail nos disse que sua família, ainda que muito cuidadosa e carinhosa, era também muito rígida e conservadora com relação à sexualidade e nunca lhe tinha dado qualquer informação sobre sexo em geral. Essa não é uma história incomum. Muitas crianças são criadas até a idade adulta com a orientação de um único livro que lhe foi oferecido por seus pais, ou através de referências tangenciais à sexualidade orientada para a procriação, ou ainda pelas experiências de conhecidos. "Meus pais nunca nos fizeram sentar para conversar sobre a palavra 'sexo' em nossa casa", disse Gail a Laura: "Fui aprendendo as coisas na televisão." Contou-nos que só se lembrava de ter visto seus pais se beijando duas vezes na vida. A mensagem, disse ela, era clara: sexo era algo sujo e talvez até errado.

Depois de Gail ter conversado com Laura, Jennifer começou a avaliação médica da paciente. Até mesmo a inserção da pequena sonda na vagina de Gail causou-lhe extremo desconforto. Embora fisicamente saudável, ela apresentava um adelgaçamento do revestimento vaginal. Sugerimos que usasse o vibrador, segurando-o firmemente sobre o clitóris. Para sua surpresa, Gail não demorou muito a ter um orgasmo, sozinha em nossa sala de exames. Ela também ficou meio constrangida. "Me fez sentir tão má e tão suja", disse ela. Tivemos de lhe explicar que seu orgasmo era uma resposta normal e saudável. Uma grande vitória para ela foi não ter sentido dor durante a estimulação clitoriana.

Receitamos creme de estrogênio para ajudar a aumentar a lubrificação e melhorar o revestimento vaginal. Também receitamos creme de testosterona para ajudar a melhorar também a sensibilidade dos lábios internos (ou pequenos lábios). Ela recebeu também uma lista de recursos para aprender mais sobre sua sexualidade, anatomia sexual e auto-estimulação. Sentamos juntas e examinamos um catálogo de brinquedos e dispositivos sexuais e a ajudamos a escolher seu próprio vibrador, que ela então encomendou. Até que Gail conseguisse aprender a se excitar, era pouco provável que qualquer outra pessoa pudesse fazê-lo por ela. Depois disso, ela teria que se sentir suficientemente à vontade para ensinar seu parceiro como excitá-la. Ainda existe um mito bastante comum de que um homem deve saber exatamente o que fazer para satisfazer sua parceira sexualmente. Infelizmente, é raro que os homens tenham tido qualquer educação sexual formal além daquela que eles aprendem com amigos — geralmente mal-informados — ou com filmes eróticos que são, com poucas exceções, normalmente orientados para o prazer sexual masculino e não para o feminino. A realidade é que a maioria dos homens precisa e até quer aprender com as parceiras que não fiquem constrangidas de orientá-los e ensiná-los sobre as necessidades sexuais femininas. Portanto não é de surpreender que muitas pessoas, inclusive médicos, não tenham um entendimento básico das nuances da resposta sexual das mulheres. Cursos sobre sexualidade humana para médicos poderão contribuir para que eles aprendam como tratar mulheres com problemas da função sexual e como ensinar seus pacientes a se sentirem à vontade para falar de assuntos sexuais.

Ainda estamos trabalhando com Gail sobre sua dispareunia que, acreditamos, seja resultante de vulvodinia ou de vestibulite, uma inflamação e irritação não-específica nos lábios internos (ou pequenos lábios) e no orifício vaginal que provoca dor (veja o Capítulo 4 para uma explicação mais detalhada). Ela está melhor, mas ainda não está completamente curada. Devido à associação de sintomas vaginais com sintomas urinários de freqüência, urgência e dor, estamos ajudando-a a mudar sua dieta. Descobrimos que certos alimentos, tais como chocolate, frutas cítricas, nozes e bebidas alcoólicas, podem piorar tanto os sintomas urinários como os vaginais em mulheres que sofrem de vulvodinia.

No momento, Gail está se esforçando para mudar suas atitudes negativas com relação à sexualidade e à expressão sexual, está usando o vibrador sozinha e consegue ter orgasmos. Embora ainda tenha alguma dor, já se sente melhor acerca de seu corpo e de sua sexualidade e está contentíssima pelo fato de que consegue ter orgasmos. O próximo passo é fazer com que seu marido também participe na fase de estimulação e daí abrir vias de comunicação, esforçando-se para chegar a um relacionamento mais amplo e mais satisfatório. À medida que mais pesquisas são realizadas e novas informações e tratamentos passam a ser disponíveis para a vulvodinia e a vestibulite, continuaremos a adaptar a medicação e a terapia de Gail.

De longe a coisa mais importante que fizemos por Gail foi lhe fornecer informação básica e a permissão para explorar seu próprio corpo. Embora muitas de nossas pacientes se sintam à vontade com a masturbação, outras absorveram a mensagem que ainda prevalece em nossa cultura de que os genitais femininos são pouco atraentes e são uma parte do corpo que a mulher não deve tocar. Já estamos bastante distantes de algumas culturas no mundo em desenvolvimento, onde as mulheres são obrigadas a deixar seus lares durante os períodos menstruais para evitar uma suposta contaminação dos alimentos, mas ainda somos uma sociedade que usa produtos de higiene femininos para esconder o "odor" da vagina. Algumas de nossas pacientes continuam a aplicar-se duchas ou a utilizar desodorantes genitais, coisa que desencorajamos seriamente porque freqüentemente provocam sequidão, irritação ou coceira. Podem também aumentar o potencial de infecções.

Além disso, o tipo de cirurgia cosmética genital na qual lasers e outras técnicas cirúrgicas são utilizados para nivelar os lábios, tornar a abertura vaginal mais estreita e fazer com que os genitais da mulher pareçam mais jovens ou mais vermelhos deve ser evitado. Esse tipo de cirurgia pode causar mais problema do que bem, danificando os nervos e prejudicando o fluxo sanguíneo para os lábios e para a vagina, assim como para o músculo vaginal e as células que revestem o canal vaginal. Não devemos nunca fazer com que as mulheres se sintam constrangidas a respeito de seu corpo. Existem demasiadas normas preconcebidas, estabelecidas, sobretudo, por homens, sobre o que faz a genitália feminina atraente. Uma de nossas pacientes vem tentando reverter o trabalho de um cirurgião que reconstruiu e apertou sua vagina de uma forma tão radical — supostamente para fazer seus genitais mais atraentes para o marido e dar a ele mais prazer durante o ato sexual — que ela acabou tendo dores genitais e até menos sensibilidade que antes. Temos que acreditar que, se as mulheres fossem condicionadas para terem uma atitude mais positiva com relação a seu corpo em geral, essas intervenções radicais não estariam ocorrendo.

Muitas de nossas pacientes que não têm constrangimento de se masturbar ou de se tocar nunca chegaram a examinar seus próprios genitais de perto. Como a compreensão de nossa anatomia sexual é o primeiro passo para o prazer, oferecemos aqui descrições breves, mas importantes, dos órgãos sexuais femininos. Descreveremos também o papel dos seios, do ânus, do reto e das nádegas na estimulação sexual, como a excitação sexual e o orgasmo ocorrem e a diferença entre orgasmos clitorianos e orgasmos do assoalho pélvico.

Órgãos Externos

Genitais: Os órgãos sexuais na região pélvica tanto das mulheres como dos homens são chamados de genitais. Nas mulheres, os genitais compreendem tanto órgãos externos, coletivamente chamados de vulva, e os órgãos internos, que incluem a vagina, o útero, a tuba uterina e os ovários. Nos homens, os genitais externos compreendem o pênis, o escroto e os testículos. As estruturas genitais internas envolvidas na transmissão do esperma e fluido seminal nos homens incluem o ducto deferente, as vesículas seminais, o epidídimo e a próstata.

Vulva: Concluímos que muitas pessoas confundem a vagina e a vulva. Outras nunca sequer ouviram a palavra. A vulva é toda a área genital visível, incluindo o monte de Vênus, os lábios, o clitóris, o períneo, a uretra e o ânus (veja Figura 3.1). O pêlo púbico corre por todo o comprimento da vulva, algumas vezes chegando a atingir a parte superior da coxa. A quantidade de pêlo púbico varia de mulher para mulher. Os primeiros fios aparecem na puberdade, vão crescendo à medida que a mulher amadurece e ficam mais ralos depois da menopausa.

Figura 3.1 Órgãos sexuais externos (vulva)

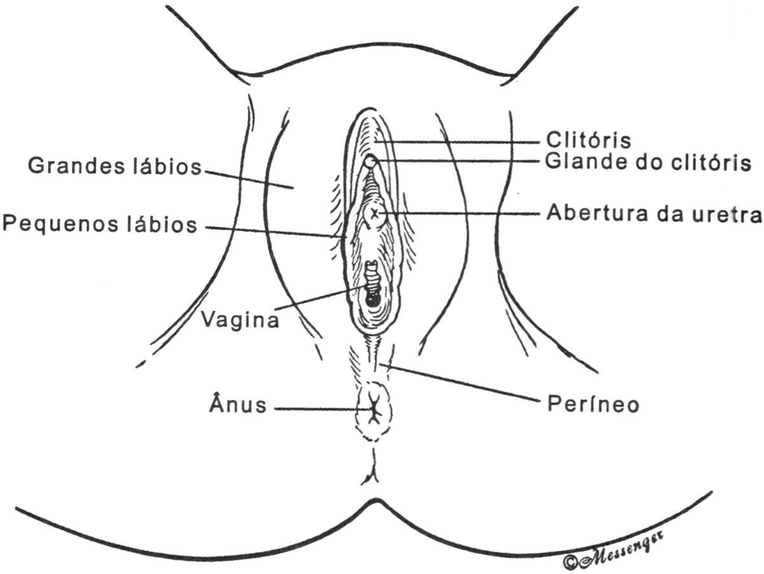

Mons pubis ou Mons veneris: Nome em latim para monte de Vênus, a deusa romana do amor, o *mons pubis*, ou simplesmente *mons*, é o monte de carne adiposa coberto por pêlo púbico que está bem acima do osso púbico. Essa área tem um número de extremidades nervosas e muitas mulheres sentem que a estimulação do *mons*, ou pressão direta sobre ele, pode provocar excitação sexual.

Lábios: Compreendem os lábios externos (grandes lábios) e os lábios internos (pequenos lábios). Equivalente anatômico do escroto nos homens, os lábios são as abas carnudas de pele que se dobram sobre o orifício da vagina. O pêlo púbico cresce sobre os grandes lábios, enquanto os pequenos lábios são suaves e cheios de pequenos vasos sanguíneos. Ambos têm muitas extremidades nervosas sensoriais e são uma fonte importante de estimulação sexual. Quando a mulher está excitada, os lábios escurecem, ingurgitam-se com sangue e se separam, abrindo o caminho para a vagina. Mudanças também ocorrem na cor, no tamanho e na textura dos lábios com o envelhecimento e a menopausa. Mulheres na menopausa que não estão fazendo reposição hormonal, bem como mulheres na pré-menopausa ou durante a menopausa com baixos níveis de testosterona, sofrem, muitas vezes, uma redução ou encolhimento dos pequenos e grandes lábios. Às vezes, os pequenos lábios atrofiam-se tanto que se fundem com os grandes lábios tornando-os quase indistinguíveis. Sequidão, irritação e dor podem ocorrer nesses casos. (Veja seção na terapia de reposição hormonal no Capítulo 5 para maiores informações.)

Clitóris: O clitóris é a área mais sensível dos genitais femininos (veja Figura 3.2) e é formado pelo mesmo tecido da parte mais sensível do pênis do homem, a glande. Em muitas mulheres, a estimulação manual ou oral do clitóris faz com que tenham orgasmos intensos. No entanto, a maior parte do clitóris não é visível, e isso é uma das razões pelas quais seu tamanho ainda é tema de debate. Se você sentar com suas pernas abertas em frente de um pequeno espelho de cabo, o que será visível é a cabeça do clitóris, ou a glande. A glande é um pequeno botão de carne, mais ou menos do tamanho de uma ervilha, que fica bem abaixo do *mons*, onde os lábios internos se unem para formar uma dobra de pele macia, ou capuz do clitóris. Levantando-se suavemente o capuz, pode-se normalmente ver a glande clitoriana.

Embora a maioria dos manuais de medicina ainda chame a glande de clitóris, o verdadeiro clitóris é bem mais extenso. Em 1981, os Federation of Feminist Women's Health Centers (Centros de Saúde da Federação de Mulheres Feministas) redefiniram o clitóris em seu livro, *A New View of a Woman's Body* (*Uma visão nova sobre o corpo da mulher*), como uma estrutura que inclui não só o capuz e a glande, mas também um corpo, dois pilares, músculos e bulbos. Em 1998, uma urologista australiana, Helen O'Connell, descreveu a glande como sendo ligada a um corpo de tecido erétil e com a forma de uma pirâmide mais ou menos do tamanho da primeira junção do polegar. O'Connell baseou suas descobertas na dissecação de cadáveres e no uso de técnicas de fotografia 3-D. Ela descreveu também os muitos nervos, vasos sanguíneos e músculos lisos do clitóris, que é feito do mesmo tipo de tecido erétil que o pênis e que também incha com a excitação (veja Figura 5.1).

Para encontrar o corpo do clitóris, que junto com a glande tem entre 2 e 4 centímetros de comprimento, é preciso tatear diretamente atrás da glande na direção do corpo, que dá a impressão de uma corda firme, mas móvel, bem embaixo da pele. Ligados ao corpo estão os dois pilares clitorianos que você não poderá ver ou sentir. Os pilares, ou pedúnculos, têm entre 9 e 11 centímetros de comprimento e alargam-se para trás e para o interior do corpo, abrindo-se como uma fúrcula (o ossinho da sorte nas galinhas) larga; eles estão ligados à face inferior do osso púbico. Os bulbos clitorianos — normalmente chamados bulbos do vestíbulo e raramente reconhecidos nos livros de medicina como parte do clitóris — são dois rolos de tecido erétil que se estendem nos lados do vestíbulo, na área imediatamente fora da vagina, e rodeiam a uretra. Os bulbos vestibulares estão conectados à glande do clitóris.

Durante a excitação sexual, os bulbos, os pedúnculos, o corpo e a glande clitoriana ficam firmes e cheios de sangue. Tanto os pilares quanto os bulbos estão rodeados por

Figura 3.2 O clitóris

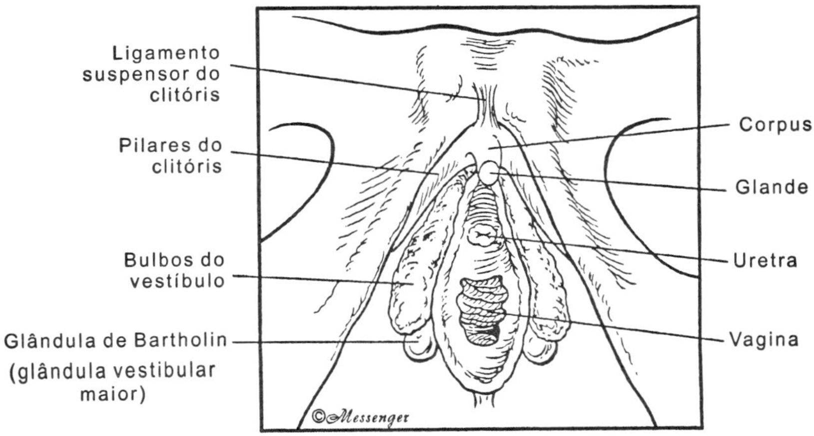

tecido musculoso (os músculos bulbocavernoso e isquiocavernoso) que, quando contraídos, ajudam a criar a tensão durante a excitação e os espasmos que sentimos durante o orgasmo.

Períneo: A pele não coberta por pêlo entre a parte inferior dos lábios e o ânus, que às vezes rasga-se ou é cortado intencionalmente durante o parto, para permitir que a cabeça do bebê passe através do orifício vaginal, no procedimento que chamamos de episiotomia. Como as outras partes dos genitais, o períneo contém extremidades nervosas sensoriais e é sensível ao toque. Pode ser uma fonte de excitação em algumas mulheres.

Hímen: A membrana de tecido fino que parcialmente cobre o orifício vaginal nas meninas, mas que pode ser esticado ou rasgado com exercício, masturbação, tampões ou relações sexuais. O hímen varia em tamanho e formato. Algumas mulheres podem até nascer sem ele. Antigamente, em muitas sociedades, as noivas deveriam ter seu hímen intacto como prova de virgindade e, em algumas culturas, mulheres com hímens rotos eram enviadas de volta para seus pais. O ato sexual pode apenas esticar o hímen em vez de rasgá-lo. Embora lençóis manchados de sangue fossem um símbolo tradicional de uma noiva virgem deflorada, a realidade é que o primeiro ato sexual de uma mulher normalmente não é muito doloroso nem acompanhado de uma grande quantidade de sangramento.

Órgãos Internos

Vagina: A vagina tem a forma de um tubo, normalmente com cerca de 13 a 18 centímetros de comprimento, e se inclina para cima e para trás na direção da parte mais estreita das costas (veja Figura 3.3). Normalmente as paredes da vagina se tocam suavemente, mas, durante o parto, a vagina tem a capacidade surpreendente de expandir o suficiente para acomodar a passagem de um bebê. Da mesma forma, ela pode contrair-se e tem elasticidade suficiente para moldar-se ao redor de um dedo, de um tampão ou de um pênis. Na parte interior, logo após o orifício da vagina, existe uma crista de músculos que se contraem ao redor do pênis durante o ato sexual. Referimo-nos a essa crista como os músculos *levator ani*, que são parte das estruturas de apoio do assoalho pélvico. As saliências ou irregularidades no revestimento da vagina são chamadas de rugas. Ausência de rugas na vagina representa perda de músculos lisos na parede vaginal. Isso pode ocorrer devido ao envelhecimento, à menopausa ou ao prolapso do assoalho pélvico (veja o Capítulo 4 para maiores informações).

O revestimento da vagina é chamado de mucosa, que é semelhante à pele suave que temos na boca. A lubrificação ocorre durante um processo chamado de transudação: a ingurgitação vaginal faz com que pequenas gotas surjam no revestimento vaginal, que se unem para formar um fluido escorregadiço. Uma redução da lubrificação vaginal, que

Figura 3.3 Órgãos sexuais internos

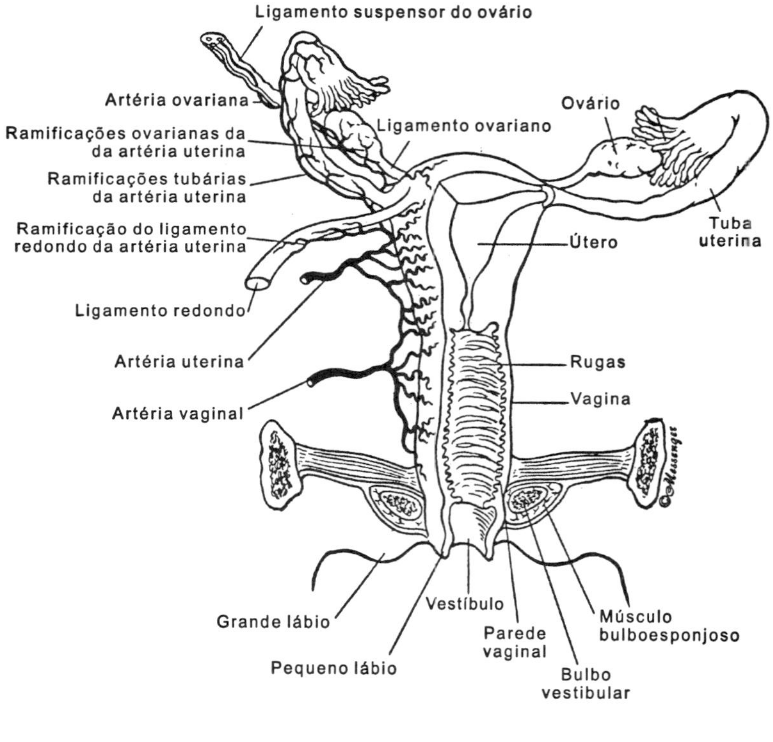

tem como resultado paredes vaginais mais secas, pode ocorrer durante a amamentação, depois da menopausa e imediatamente após o período menstrual. Paredes mais úmidas ocorrem durante a ovulação, na gravidez e durante a excitação sexual. A transudação permite que a penetração vaginal ou o ato sexual ocorram com mais facilidade e também ajudam a manter a vagina úmida, quimicamente equilibrada e livre de bactérias.

A vagina tem um rico suprimento de vasos sanguíneos, mas poucas extremidades nervosas, exceto perto do orifício. Algumas mulheres dizem que são sensíveis ao toque unicamente na terça parte mais externa da vagina, mas outras dizem que são sensíveis em toda a vagina e, principalmente, à pressão sobre o colo do útero ou parede anterior da vagina.

Na década de 80, Alice Kahn Ladas, Beverly Whipple e John D. Perry identificaram uma parte importante da vagina: o ponto G ou ponto Grafenberg, que recebeu o nome do médico alemão que sugeriu pela primeira vez a possibilidade de sua existência em 1950. O ponto G é uma massa de tecido esponjoso, quando não estimulado mais ou menos do tamanho de um feijão pequeno, localizado na parede frontal da vagina, quase que diretamente abaixo da uretra, ou do orifício urinário. Quando estimulado, o tecido incha e fica do tamanho de uma moeda de cinco centavos ou um pouco maior.

Para encontrar o ponto G é melhor ficar de cócoras ou sentada e então explorar a parede frontal superior da vagina com seu dedo, pressionando firme e ritmicamente para cima e contra a parede vaginal. A primeira sensação que muitas mulheres sentem quando tocam o ponto G é vontade de urinar, mas essa sensação geralmente passa à medida que elas continuam a estimular o ponto G até que ele expanda e se transforme em um pequeno caroço. Mais estimulação pode levar algumas mulheres a sentirem orgasmos intensos mais profundamente no interior da vagina do que no caso de orgasmos clitorianos. Geralmente, descobrimos através de nossas pacientes que os orgasmos de ponto G são muito mais difíceis de conseguir que os orgasmos clitorianos. A maior parte dos parceiros também não sabe onde se encontra o ponto G e é preciso mostrar-lhes como encontrá-lo. Estimulação manual pelo parceiro — algumas vezes com três ou quatro dedos — é uma das formas de chegar ao orgasmo do ponto G, mas outras mulheres dizem que penetração por trás ou a posição em que a mulher fica por cima, com um parceiro paciente, também funciona (veja Capítulo 9 para maiores informações).

Colo do Útero ou Cérvix: Como o nome indica, o colo do útero é uma pequena estrutura redonda na parte superior da vagina que funciona como uma abertura para a entrada no útero, ou seja, a "boca" do útero. Nas mulheres que ainda não tiveram filhos, o colo do útero parece com um botão de carne macio, com um pequeno buraco no meio, quase como uma rosca. A abertura, ou boca, tem mais ou menos o mesmo diâmetro que um canudinho bem fino. O esperma passa por esse orifício e o sangue da menstruação flui por ele, mas ele é demasiado pequeno para um dedo ou um tampão. Durante o parto, o colo se expande, chegando a atingir 12 centímetros de diâmetro, para permitir a passagem do bebê.

Se você inserir o dedo até o fim da vagina, poderá senti-lo, embora haja ocasiões em que mal é possível tocá-lo. Outras vezes, você terá a impressão de que ele mudou de posição. Isso é exatamente o que acontece, pois o colo do útero muda de posição de acordo com as mudanças naturais que ocorrem com a posição e o formato do útero devido à menstruação ou à estimulação sexual.

Glândulas no colo do útero produzem muco que cobre o colo com uma camada que evita que bactérias entrem no útero. A consistência do muco cervical varia, mas ela se dissolve todos os meses para permitir a passagem do sangue menstrual.

O colo do útero não tem extremidades nervosas, mas é sensível à pressão e ao movimento. Algumas mulheres sentem dor quando o pênis faz pressão contra o colo do útero; para outras, no entanto, essa pressão ritmada é essencial para o orgasmo. Algumas mulheres só sentem orgasmo com esse método que, aliás, exige uma penetração profunda.

Útero: O útero é um órgão oco e muito muscular, mais ou menos do tamanho e do formato de uma pêra de cabeça para baixo, normalmente com cerca de 7,5 centímetros de comprimento e uns 5 centímetros de largura. Suas paredes são feitas de alguns dos músculos mais fortes do corpo, que são capazes de se contrair tão fortemente durante o parto que forçam a abertura do colo e enviam o bebê através do canal. As paredes internas do útero estão revestidas pelo endométrio, um tecido macio e esponjoso que se desenvolve todos os meses na expectativa de receber um óvulo fertilizado e alimentá-lo para a gravidez. No entanto, em geral esse óvulo é expelido com cada ciclo menstrual. As paredes do útero normalmente se tocam, mas são forçadas a se separar quando o feto está em crescimento. O útero tem uma incrível capacidade de expansão para acomodar o bebê em crescimento, mas, após o parto, pouco a pouco volta ao tamanho e à forma normais anteriores à gravidez. Tumores musculares benignos, chamados de fibroma ou leiomioma, ou simplesmente de fibróide, crescem, às vezes, nas paredes do útero e podem causar dor ou desconforto. Durante o orgasmo, algumas mulheres descrevem contrações musculares ritmadas, involuntárias e agradáveis no útero. No momento estamos investigando os nervos do útero e da vagina e que papel o útero desempenha na resposta orgástica.

Ovários: Os dois ovários, ou gônadas femininas, são mais ou menos do tamanho de amêndoas sem casca e localizam-se a cada lado do útero, cerca de 10 ou 12 centímetros abaixo da cintura. São firmados em seu lugar por tecido conectivo e têm duas funções de grande importância. Uma é produzir os hormônios sexuais, o estrogênio, a progesterona e a testosterona, que desempenham um papel central no desejo sexual da mulher. A outra é produzir e lançar os óvulos.

Nos ovários, os óvulos ficam presos no interior de pequenas cavidades chamadas de folículos. A mulher nasce com cerca de um milhão de folículos, cada um deles contendo um óvulo não amadurecido. No entanto, parte desses óvulos se degenera durante a infância e, à época do primeiro período menstrual, restam só uns 400 mil. A cada mês, durante os anos reprodutivos da mulher, cerca de 10 a 20 folículos começam a amadurecer. Durante a ovulação, normalmente um folículo se desenvolve o suficiente para romper a superfície do ovário. Como os anos reprodutivos da mulher se estendem apenas por metade de sua vida, aproximadamente as quatro décadas que vão da idade de 11 ou 12 anos até um pouco depois de 50, menos que 500 óvulos, ou 12 por ano, estão envolvidos na ovulação e têm chance de serem fertilizados e de se desenvolverem para se transformarem em um bebê. (Veja capítulo 6 para maiores informações sobre as mudanças na função sexual feminina durante todo o ciclo vital.) O homem, ao contrário, produz esperma durante toda a sua vida.

Trompas de Falópio, tuba uterina, ou ovidutos (literalmente "canos para óvulos"): Têm, cada uma, cerca de 10 a 12 centímetros de comprimento e se estendem na direção dos ovários, a partir da parte superior do útero. Gostamos da maneira como foram descritas em *Our Bodies, Ourselves*, comparando-as aos chifres de um carneiro voltados para trás. O revestimento interno das trompas é coberto por cílios que são excrescências microscópicas, semelhantes ao cabelo. As extremidades mais distantes das trompas se abrem em extensões muito delicadas, semelhantes a dedos, chamadas de fímbrias, que se localizam perto dos ovários, mas não estão ligadas a eles. Devido a infecções locais, as trompas podem ficar bloqueadas, prejudicando a capacidade de uma mulher engravidar normalmente.

À época da ovulação, que normalmente ocorre em lados alternados a cada mês, o óvulo é solto de um ovário, mas flutua livremente em um pequeno espaço entre o ovário e a trompa até que as fímbrias consigam varrê-lo para dentro da trompa. O óvulo então passa vários dias na tuba uterina em sua viagem na direção do útero. Contrações semelhantes a ondas, provocadas pelos músculos da trompa e os movimentos dos cílios, impulsionam o óvulo para adiante. Isso geralmente ocorre entre os dias 14 e 17 do ciclo menstrual. Se o óvulo tiver que encontrar com o esperma, normalmente o fará na parte superior da trompa. Dali o óvulo fertilizado continua seu caminho na direção do útero, onde vai se implantar no endométrio e, se tudo sair bem, ele se transformará em um feto. Algumas raras vezes um óvulo fertilizado na trompa não conseguirá passar, dando lugar a uma gravidez tubária ou ectópica. Óvulos que não forem fertilizados se desintegrarão e sairão despercebidos no fluxo menstrual.

Outras Partes da Anatomia Sexual

Seios: Apesar de toda a atração que exercem na sociedade ocidental, os seios são nada mais que glândulas sudoríferas modificadas, rodeadas de um tecido gorduroso e fibroso (embora eles realmente tenham uma função vital, que é a de fornecer alimento à criança). A sensibilidade erótica nos seios varia enormemente. Estudos estão sendo feitos no momento para avaliar melhor a sensação "normal" no seio e no mamilo com o envelhecimento, a menopausa e cirurgias. Muitas mulheres não sentem quase nada quando seus seios são acariciados, mas, para outras, os seios são uma fonte de grande prazer sexual. Para muitas mulheres, a parte mais erótica do seio, é o bico, que tem uma rede de extremidades nervosas que o fazem altamente sensível ao toque. Ao redor do bico, na superfície plana do seio, está a aréola, que é o círculo de pele mais escura com muitas fibras musculares e nervosas que fazem com que o bico endureça e fique ereto. Em algumas mulheres, a estimulação do bico e da aréola, feita pela língua ou dedo do parceiro, pode levar ao orgasmo. Algumas mulheres descrevem uma sensação agradável quando amamentam. O tamanho dos seios não tem nada a ver com sua sensibilidade sexual, mas estudos demonstraram que as mulheres com seios maiores tendem a ter menos sensação no mamilo e no seio como um todo do que mulheres com seios menores. Cirurgias para redução do seio podem ter tanto efeitos negativos quanto positivos na sensibilidade do seio e do mamilo. Para algumas mulheres, o aumento de sensibilidade resultante dessas cirurgias parece agradável, enquanto que outras consideram a maior sensibilidade irritante ou desagradável.

Ânus, reto e nádegas: O ânus, o reto e as nádegas podem ser zonas erógenas em muitas mulheres. O ânus é particularmente sensível ao toque, e a estimulação dessa área pode ser parte das carícias preliminares. Algumas mulheres também acham que a inserção de um dedo no ânus e no reto durante as carícias preliminares ou no próprio ato sexual é excitante. Outras também acham a penetração anal altamente excitante, mas para muitas ela é considerada dolorosa e desagradável. Existe um certo perigo nesse tipo de penetração já que, ao contrário do revestimento vaginal, o revestimento delicado do reto é facilmente roto e isso pode facilitar a entrada na corrente sanguínea do vírus que causa a Aids e outras doenças sexualmente transmissíveis. Se a penetração vaginal ocorrer imediatamente depois da penetração anal, existe também o perigo de que germes do reto passem para a vagina. O parceiro que está penetrando deve sempre se lavar cuidadosamente antes de efetuar essas transições e também usar uma camisinha bem lubrificada para a penetração anal, já que o tecido do reto pode rasgar ou ser danificado. As nádegas têm relativamente poucas extremidades nervosas, mas com freqüência reagem à estimulação mais forte como as massagens de vários tipos. Muitas sociedades, inclusive a nossa, consideram as nádegas tão eróticas quanto os seios.

Mecanismo Fisiológico para o Orgasmo e a Excitação

A maior parte daquilo que sabemos sobre o mecanismo do orgasmo e da excitação se origina do trabalho pioneiro de Masters e Johnson, que, nas décadas de 50 e 60, em seu laboratório na Escola de Medicina da Universidade de Washington, em St. Louis, observaram quase 700 homens e mulheres no ato sexual ou masturbando-se. Até então, a resposta sexual tinha sido estudada unicamente em animais. Embora Alfred Kinsey tivesse entrevistado milhares de homens e mulheres sobre suas práticas sexuais, Masters e Johnson foram os primeiros a registrar os detalhes físicos observáveis da excitação sexual humana. Dessas observações os dois cientistas desenvolveram um modelo padrão de resposta sexual que, segundo eles, ocorria em quatro fases: excitação, platô, clímax e resolução.

Nas três décadas que se passaram desde então, alguns críticos disseram que o modelo de Masters e Johnson não é válido já que suas observações foram realizadas em ambientes artificiais, porque os participantes não representavam a população como um todo (participantes originais eram homens e prostitutas) e que os resultados tinham se concentrado demasiado nos genitais e no ato sexual com introdução do pênis na vagina. Pesquisadores mais recentes, como a psiquiatra e terapeuta sexual Helen Singer Kaplan, ampliaram o modelo de Masters e Johnson para incluir também os aspectos emocionais do sexo e a conexão, especialmente para mulheres, entre a mente e o corpo. Na opinião de Kaplan, o desejo é a primeira fase e a mais importante, e a seguir vêm a excitação e o orgasmo.

Dra. Rosemary Basson, uma pesquisadora do Hospital Geral de Vancouver, Canadá, e diretora do primeiro estudo em grande escala e com grupo de controle sobre o sildenafil em mulheres, considera o modelo de resposta sexual de Masters e Johnson como apenas uma das variantes da excitação e do orgasmo femininos. A resposta sexual feminina, diz ela, não pode sempre ser representada como uma montanha simples, com um pico que representa o orgasmo. Basson demonstrou que, para representar sua resposta sexual, algumas mulheres sexualmente saudáveis desenham uma linha que parece mais com uma série de colinas suaves, sem nenhum pico específico; enquanto que outras, também sexualmente saudáveis, desenham uma cadeia de montanhas com múltiplos picos. Como Kaplan, Basson também considera o desejo a primeira fase da resposta sexual feminina, mas ela a chama de "força motivadora" que faz com que a mulher procure sexo por razões que não estão necessariamente relacionadas com prazer sexual. Uma mulher pode sentir desejo de ter sexo para aumentar a intimidade emocional, por exemplo, ou para mostrar afeição, ou para dar algo de si mesma a seu parceiro. O trabalho da Dra. Basson tem sido essencial para levar adiante nosso entendimento dos aspectos psicológicos da sexualidade e resposta femininas.

Só recentemente, pesquisadores como nós começaram a ampliar o modelo de Masters e Johnson médica e fisiologicamente, usando novas tecnologias tais como a fotopletismografia e o ultra-som Doppler Duplex para avaliar o fluxo sanguíneo genital durante a excitação. Dr. Roy J. Levin, da Universidade de Sheffield na Inglaterra, é um fisiologista que há muitos anos vem pesquisando essa área. Ele e sua equipe registraram mudanças na vagina durante a excitação e o orgasmo medindo as contrações e pressões dos músculos genitais. Embora essa nova pesquisa tenha confirmado muitos dos elementos do modelo de Masters e Johnson, ela também mostrou que um modelo monolítico de resposta sexual é demasiado limitado em sua abordagem.

O que sabemos que fisiologicamente acontece às mulheres durante a excitação sexual e o orgasmo é o seguinte: quando uma mulher está sexualmente excitada ou estimulada, a primeira mudança é um aumento do fluxo sanguíneo para os genitais, que ela pode perceber como uma sensação de pressão ou de volume na pelve. Ao mesmo tempo ela pode observar uma contração dos músculos pubococcígeos, ou pc (veja Figura 3.4). Muitas mulheres, consciente ou inconscientemente, flexionam esses músculos quando se sentem excitadas. A lubrificação da vagina começa um pouco depois, às vezes não mais que 30 segundos após o começo da estimulação sexual. A lubrificação vaginal ocor-

Figura 3.4 Músculo pubococcígeo

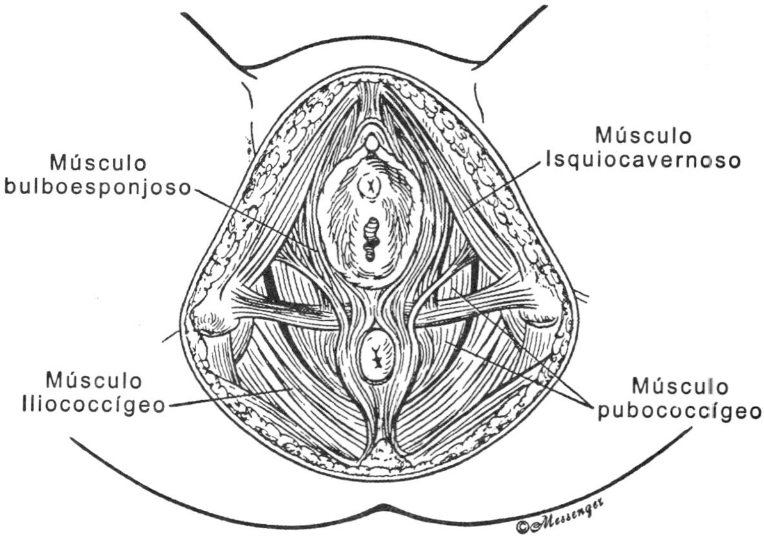

re porque o aumento do fluxo sanguíneo para a vagina dá início a um processo chamado transudação, ou uma filtração da umidade através do revestimento vaginal. À medida que a lubrificação aumenta, ela às vezes flui para fora da vagina, fazendo com que a inserção do pênis na vagina seja suave e bem mais fácil.

Enquanto isso, esse fluxo sanguíneo extra faz com que os dois terços superiores da vagina inflem, o útero e o colo do útero expandam e o clitóris cresça. O sangue extra também faz com que o terço inferior da vagina inche, estreitando a abertura para cerca de um terço ou mais e assim garantindo que a vagina e os lábios externos, que também ingurgitaram, prenderão realmente o pênis quando penetrar, mantendo-o ali, como se fossem almofadas de freio. Os lábios internos duplicam ou triplicam em grossura e isso faz com que os lábios internos se separem, tornando o orifício vaginal mais acessível. Ao mesmo tempo a glande clitoriana vai para trás, contra o osso púbico, retraindo-se sob seu capuz e se protegendo da superintensidade do toque direto. Os músculos em todo o corpo começam a ficar tensos, ou a contrair-se, a batida do coração e a respiração tornam-se mais rápidas e normalmente o bico do seio fica ereto.

Figura 3.5 Fluxo sanguíneo para os genitais, pré-excitação

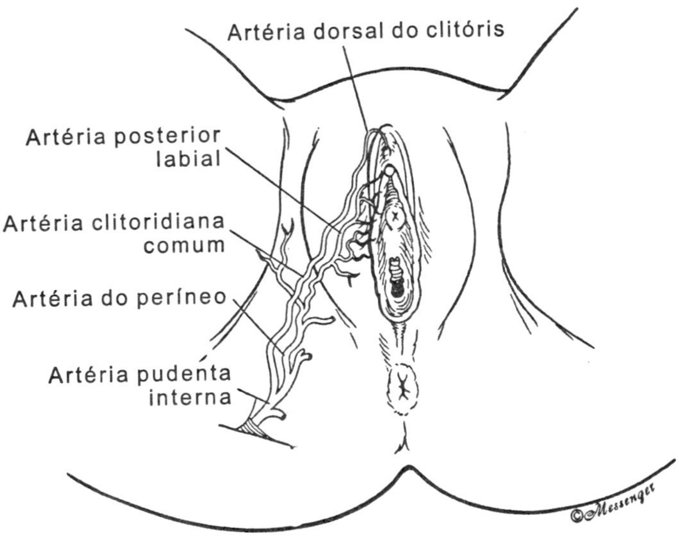

Figura 3.6 Fluxo sanguíneo para os genitais, com excitação

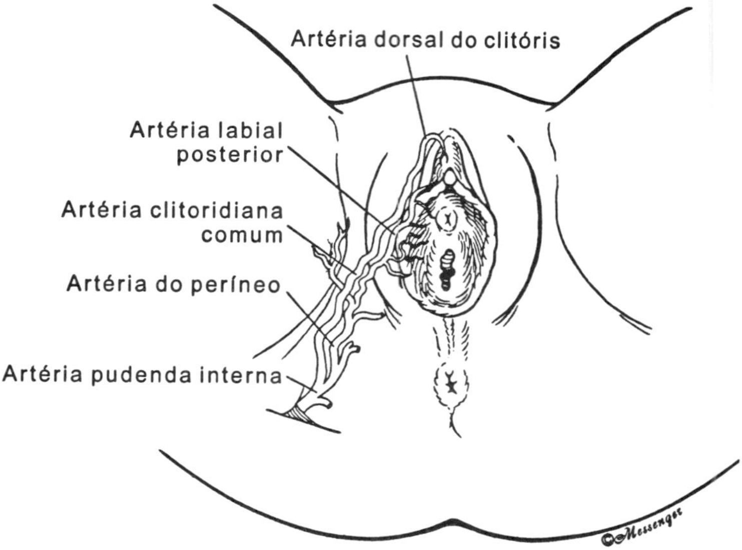

Atinge-se o orgasmo quando a estimulação do clitóris ou a pressão na parede vaginal ou no colo do útero faz com que a tensão corporal e a ingurgitação pélvica aumentem até chegarem a um clímax. Contrações ritmadas e agradáveis do útero, da terça parte mais externa da vagina e do esfíncter anal expelem o fluxo sanguíneo dos tecidos pélvicos de volta à circulação. Masters e Johnson descreveram as primeiras contrações orgásticas como intensas e próximas umas das outras, enquanto que as restantes vão diminuindo em intensidade e duração. Um orgasmo suave, disseram eles, pode ter só cinco contrações, enquanto que um orgasmo intenso pode chegar a ter 15.

Figura 3.7 Nervos para os genitais

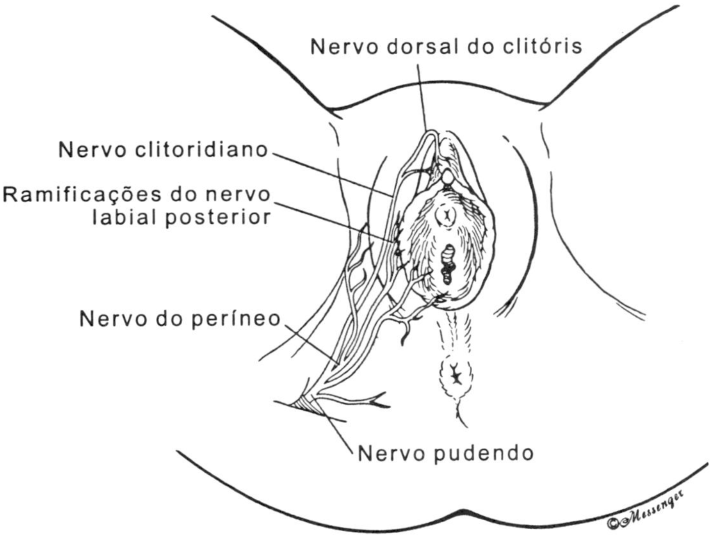

Depois do orgasmo, à medida que o corpo volta ao estado de não-excitação, as mudanças fisiológicas revertem ao estado anterior. É preciso uma meia hora ou mais para que a inchação pélvica diminua e o clitóris, a vagina e o útero voltem a sua condição normal.

Em geral, as mulheres podem ter orgasmos múltiplos, o que significa que algumas delas podem ter um ou mais orgasmos pouco tempo depois do primeiro — ao contrário dos homens, para os quais é necessário o chamado período refratário imediatamente após o clímax, no qual o pênis fica flácido e nova estimulação é necessária para que haja

Figura 3.8 Órgãos e artérias pélvicas, pré-excitação (vista lateral)

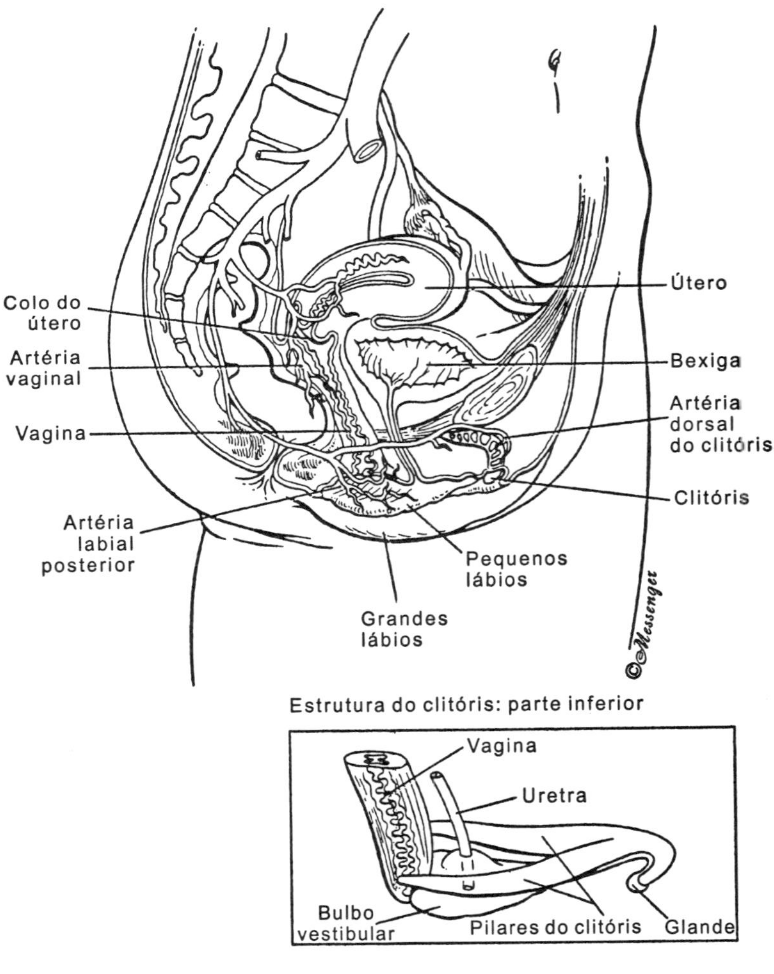

uma nova ereção e o orgasmo ocorra. Orgasmos múltiplos nas mulheres também dependem, é claro, de estimulação sexual continuada. Às vezes, após um orgasmo vaginal com o ato sexual, algumas mulheres podem ainda ter um ou mais orgasmos clitorianos sendo estimuladas manualmente por seu parceiro. Outras mulheres ficam satisfeitas com um único orgasmo. Isso não significa que para que ter prazer no sexo seja preciso ter orgasmo.

Algumas mulheres sentem o que se poderia chamar de ejaculação feminina, que ocorre imediatamente antes, durante ou logo após o orgasmo. Muitos especialistas afirmam que todas as mulheres podem aprender a ejacular, mas que algumas o fazem espontaneamente. Mulheres que ejaculam e não compreendem que é uma variável normal da resposta sexual podem sentir vergonha ou constrangimento, pensando que estão urinando. De fato, a ejaculação vem da uretra, mas, ao analisá-la, chegou-se à conclusão de que não é urina. Muitos especialistas acreditam que é o fluido da glândula Skenes, uma glândula interna localizada no mesmo local do ponto G. Acredita-se que a ejaculação ocorra apenas como resultado da estimulação do ponto G ou em combinação com a estimulação do clitóris. O que é importante lembrar é que a ejaculação feminina é perfeitamente normal. Embora a ejaculação certamente não seja necessária para que a mulher obtenha satisfação sexual, ela é simplesmente um outro potencial erótico que a mulher pode querer explorar (veja o Capítulo 9 para maiores informações).

Figura 3.9 Órgãos e artérias pélvicas estimulados (vista lateral)

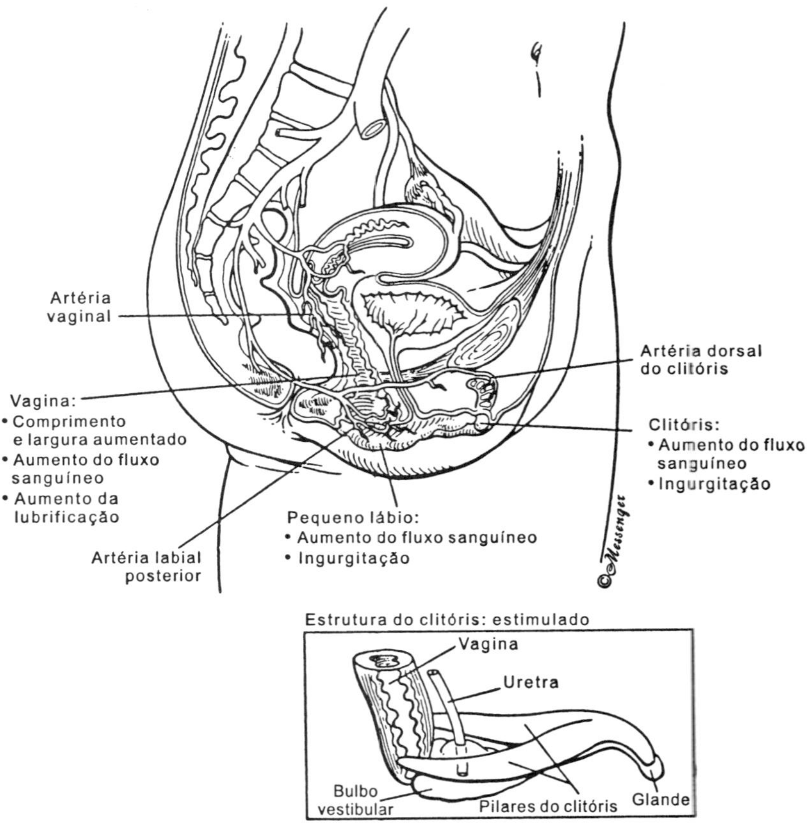

Um tema importante que Masters e Johnson não abordaram foi a diferença em orgasmos — um assunto bastante polêmico, que dividiu pesquisadores sobre o sexo desde Freud, que acreditava que a vagina era o centro da resposta sexual da mulher madura. Freud considerava o pênis essencial para o prazer sexual de uma mulher, e forçou muitas mulheres "neuróticas", que não tinham orgasmos vaginais, a serem tratadas pela psicanálise. Masters e Johnson, ao contrário, disseram que todos os orgasmos femininos são essencialmente clitorianos. Mesmo durante o ato sexual, disseram eles, o que leva a mulher a ter um orgasmo é o fato de o pênis esfregar-se contra o capuz clitoriano, ou a tração na pelve.

Para nossos objetivos, quantificamos orgasmos em dois grupos, clitorianos e de assoalho pélvico. Orgasmos clitorianos resultam da estimulação direta do clitóris e dos tecidos a seu redor. Os orgasmos de assoalho pélvico incluem os do ponto G e aqueles provocados por pressão no colo do útero, na parede anterior da vagina ou ambos. Pode-se também ter um orgasmo misto, ou seja, uma combinação dos dois tipos acima. Nunca é demais repetir: um tipo de orgasmo não é melhor que o outro e orgasmos não precisam ser a parte central da satisfação sexual feminina. Para muitos casais, a intimidade, a exploração, a sensualidade e a conexão sexual podem se perder quando o ato sexual passa a ser orientado apenas para uma meta, concentrando-se no orgasmo como a experiência sexual máxima.

As Dras. Marcia e Lisa Douglass, autoras de *Are We Having Fun Yet?* (*Já estamos nos divertindo?*), reconhecem a importância daquilo que elas chamam de Cligeva, a combinação do clitóris, do ponto G, da uretra e da vagina. O nome sugere a ordem em que a maioria das mulheres prefere que a estimulação de seus genitais seja feita: o clitóris, o ponto G e a penetração vaginal, usando os músculos pc para unir todas as partes da Cligeva. Elas também mencionam o "ponto U", a área ao redor da uretra, como sendo uma zona erógena.

Uma grande porcentagem das mulheres só tem orgasmos clitorianos, através de estimulação manual ou oral, e muitas precisam de mais estimulação do clitóris do que a resultante da mera pressão do pênis. Um levantamento feito por Carol Rinkleib Ellison em seu livro *Women's Sexualities* (*Sexualidades femininas*) descobriu que 38% das 2.600 mulheres estudadas nunca tinham tido um orgasmo durante o ato sexual. Muitas mulheres atingem o orgasmo antes ou depois do ato, ou até sem ele. Embora a maioria das mulheres fique satisfeita com orgasmos clitorianos, temos algumas pacientes que vêm nos ver preocupadas com o fato de que a estimulação clitoriana é o único meio que elas têm de atingir orgasmo — mesmo quando têm esses orgasmos durante o ato sexual. Acham que isso é anormal. Nosso objetivo é não só tranqüilizá-las a respeito da normalidade desses orgasmos como também lhes ensinar novas posições e a localização do ponto G e outras formas de melhorar ainda mais sua resposta e satisfação sexual.

Recomendamos também os exercícios Kegel para fortalecer os músculos do assoalho pélvico. Esse exercício envolve contrair a vagina e as nádegas como se você quisesse controlar a urina ou gases que estivessem sendo expelidos. Além de evitar e melhorar sintomas de incontinência, esses exercícios podem melhorar a resposta orgástica e até permitir orgasmos vaginais. Falaremos mais sobre isso no Capítulo 9.*

* Estamos dando início a um estudo para avaliar os efeitos da estimulação dos nervos pudendos para a resposta orgástica. As participantes sentam em uma cadeira especial que foi desenvolvida pela Neotonus, Inc., para tonificar os músculos do assoalho pélvico. Elas receberão tratamento por um período de seis semanas. Veja nossa página na Internet em newshe.com para maiores informações e os resultados desse estudo. (*N. das AA.*)

CAPÍTULO QUATRO

A Disfunção Sexual Feminina: Definições e Causas

Seu desejo sexual estava "hibernando", nos disse Susan, e se sentia "morta da cintura para baixo". Durante três anos não tinha tido um só orgasmo, desde que fora submetida a uma laparoscopia exploradora para investigar um sangramento anormal em seu útero. Mais tarde, uma ginecologista tinha dito a Susan — que, com 32 anos, trabalhava como secretária em uma cidade grande da Costa Oriental — que a ausência de desejo sexual poderia ser conseqüência da pílula anticoncepcional. No entanto, esse diagnóstico não parecia fazer sentido. Embora anticoncepcionais orais possam ter um efeito negativo na libido, Susan os tinha tomado durante anos antes da laparoscopia sem quaisquer efeitos colaterais sexuais negativos. Sentimos que provavelmente existiam outros fatores contribuindo para o problema.

Susan evitava fazer sexo com seu marido, sobretudo porque o ato sexual era tão frustrante para ela. Ela descreveu o que sentia quando faziam sexo como uma sensação de dormência nos genitais: "Eu ficava lá, deitada, e pensando 'oh, meu Deus, deve ser assim que a gente se sente quando está sendo estuprada'." Apesar disso, Susan não tinha coragem para contar ao marido seus problemas ou o fato de que, durante os últimos três anos, ela vinha fingindo ter orgasmos. "A gente tem que ter cuidado com o ego masculino", disse ela. Como muitas mulheres, Susan se sentia extremamente constrangida de falar com seu marido sobre suas necessidades e sensações sexuais. E como não conseguia se comunicar com ele sobre suas dificuldades ou discutir a razão pela qual não estava mais interessada em sexo, ele foi ficando cada vez mais aborrecido, e se sentindo cada vez mais rejeitado, chegando a pensar que Susan estava tendo um caso. Quando ela marcou uma hora conosco, finalmente confiou suas dificuldades ao marido. Mas a essa altura, o relacionamento já estava em crise.

"Talvez seja minha imaginação", afirmou Susan, algo que, infelizmente e há muito tempo, demasiadas mulheres vêm ouvindo de seus médicos e de outras pessoas que cuidam de sua saúde.

Nosso exame confirmou que seus problemas não tinham como base unicamente questões emocionais ou os conflitos de seu relacionamento. Ao rever sua história, descobrimos que a laparoscopia tinha-se complicado devido ao dano causado a duas grandes artérias que levam ao útero. Embora o dano tivesse sido reparado, suspeitamos que o fluxo sanguíneo para sua área genital tinha diminuído. Após uma avaliação mais completa, descobrimos que realmente ela tinha um fluxo sanguíneo genital baixo. assim como baixa sensibilidade genital. Isso provocava uma diminuição da lubrificação e da ingurgitação durante a atividade sexual. Ela tinha parado de tomar a pílula anticoncepcional vários meses antes de vir nos ver, e seus níveis hormonais estavam normais. É bastante provável que na laparoscopia também tivesse ocorrido algum dano nos nervos, o que explicaria os problemas de falta de sensibilidade. Decidimos tentar o sildenafil para melhorar o fluxo sanguíneo. Potencialmente, isso melhoraria a excitação sexual, a lubrificação vaginal e a sensibilidade genital. Susan teve seu primeiro orgasmo em anos.

"Foi um caso de 'oh, meu Deus'", ela nos disse depois, "porque realmente eu não estava esperando que acontecesse." Depois de ter finalmente contado a verdade a seu marido, o casal teve que se esforçar bastante para voltar a se comunicar e para ajudar a vencer a raiva mútua, já que ele se zangara por ela ter escondido seus problemas de resposta sexual; apesar disso, de um modo geral, as coisas começaram a melhorar no relacionamento.

Com o tempo, Susan parou de tomar sildenafil devido aos efeitos colaterais, ao custo e à compreensão de que o relacionamento com seu marido também precisava de um esforço pessoal. Seus problemas sexuais tinham vários elementos, e não poderiam melhorar com um único tratamento rápido. Embora o problema principal fosse físico, e não mental, como geralmente acontece, um estava influenciando o outro. Por melhor que seja o resultado do sildenafil, às vezes, ele pode esconder problemas maiores de um casamento. Por esse motivo, Laura recomendou aconselhamento e enviou Susan e seu marido a uma conhecida terapeuta sexual de sua cidade. A terapeuta encorajou uma maior comunicação entre os dois e enfatizou a necessidade de massagens e outros tipos de toque sensual na preparação para o ato sexual, deixando claro, como nós também sempre fazemos, que o sexo e a intimidade são muito mais do que simplesmente o ato sexual em si e o orgasmo. Susan nos diz agora que a terapia ajudou muito e permitiu que ela falasse mais abertamente com seu marido. Apesar disso, o problema fisiológico, relacionado com o fluxo sanguíneo para sua pelve, continua. Agora que os problemas do relacionamento estão começando a ser solucionados, Susan está pensando em recomeçar o tratamento com o sildenafil.

Na opinião de Susan, as desvantagens principais do sildenafil eram uma espécie de congestão na cabeça e uma névoa azulada que temporariamente cobria sua vista. Isso não ocorre normalmente com todas as pessoas que tomam sildenafil. Susan espantou-se também com o custo do Viagra — o nome sob o qual o sildenafil é vendido no mercado —, que é de US$ 10 por cápsula. Como a FDA ainda não sancionou o uso de Viagra para mulheres, o seguro não cobre essas receitas. Alguns planos de saúde cobrem receitas de Viagra para homens.

Ainda mais pertinente, Susan ficava constrangida de ir à farmácia buscar o remédio. Quando a farmacêutica disse que a conta era de US$ 150, “quase que eu desmaiei”, contou Susan, o que fez com que a farmacêutica perguntasse, com um tom de reprovação na voz: "Você quer mesmo assim?" A que Susan respondeu, em voz baixa, que sim.

O diagnóstico da disfunção sexual de Susan compreende uma variedade de distúrbios especificamente de mulheres, tais como o distúrbio de desejo sexual hipoativo ou o distúrbio de excitação sexual. Essas condições foram identificadas pela American Psychiatric Association (Associação Psiquiátrica Americana) há duas décadas. Mas só em 1998 é que um painel de consenso multidisciplinar reuniu-se em Boston e redefiniu esses distúrbios, dizendo pela primeira vez que problemas médicos podem causar disfunção sexual. O objetivo do painel era criar padrões uniformes em um campo em rápida expansão, mas descobrimos com nossas pacientes que é um alívio para elas ouvirem dizer que há uma base médica para problemas que antes tinham sido atribuídos unicamente à imaginação feminina. Mesmo assim, preferimos usar o termo "insatisfação sexual feminina" quando conversamos com nossas pacientes. Parece um estigma exagerado dizer que alguém é disfuncional, quando tantas mulheres sofrem de problemas semelhantes.

Para que se considere que uma mulher tem um "distúrbio sexual", os sintomas devem ser constantes e difusos e ela é que tem que se sentir pessoalmente afetada por ele. Se o distúrbio está apenas incomodando seu parceiro, não se trata de uma disfunção sexual. Todos os distúrbios podem ser primários, significando que o problema sempre existiu, ou secundários, significando que, em um determinado momento, a mulher estava satisfeita com sua função sexual, mas não está mais.

O painel de consenso foi patrocinado pelo Sexual Function Health Council of the American Foundation for Urologic Disease (Conselho de Saúde de Função Sexual da Fundação Americana para Doenças Urológicas).* Um grupo de 19 especialistas de cinco países, incluindo Jennifer, trabalharam sobre as definições de disfunção sexual feminina existentes para garantir que uma variedade de disciplinas distintas usaria as mesmas definições e o mesmo vocabulário. Membros do painel incluíram ginecologistas, urologistas, psiquiatras, psicólogos, endocrinologistas e farmacologistas. Depois de 17 horas de discussão e debate, o painel aprovou por unanimidade as quatro classificações de disfunção sexual feminina, que rapidamente estão se tornando padrão em nossa área. Essas classificações são subdivididas em permanente ou adquirida (novo ataque); generalizada (acontece o tempo todo) ou situacional (acontece unicamente em algumas condições); e orgânica (devido a um distúrbio médico) ou psicogênica; ou mista. Todos esses distúrbios podem acontecer sozinhos ou em combinação, exigindo uma abordagem ou um número de abordagens de tratamento, que discutiremos em maior detalhe no Capítulo 5. Segue-se a classificação.

---

* Essa é a mesma fundação que financiou o projeto de dois anos de Jennifer sobre a fisiologia de uma boa estrutura e função muscular da vagina e do clitóris. (*N. da T.*)

1 ***Distúrbio de desejo sexual hipoativo:*** Uma falta de desejo sexual que causa sofrimento pessoal à mulher. Isso inclui uma deficiência contínua ou recorrente ou ausência de fantasias e pensamentos sexuais, ou uma falta de interesse na atividade sexual. Como uma subcategoria, inclui o distúrbio de aversão sexual. O distúrbio de desejo sexual hipoativo pode ser resultado de fatores médicos (tais como medicações), de fatores emocionais (tais como depressão) ou da menopausa (natural ou cirúrgica). O distúrbio de aversão sexual faz com que a pessoa queira evitar totalmente o ato sexual ou relações sexuais. É classificado também como um distúrbio fóbico que pode ser a conseqüência de abuso físico ou sexual ou de algum trauma da infância.

2. ***Distúrbio de excitação sexual:*** Incapacidade de atingir ou de manter uma lubrificação genital adequada, a inchação ou outras reações somáticas, tais como a sensibilidade do mamilo. Distúrbios da excitação incluem falta de lubrificação vaginal; menor ingurgitamento clitoriano e labial; falta de alongamento, dilatação e excitação vaginal. Embora essas condições possam ter sido causadas por fatores psicológicos, tais como depressão, elas podem também ter uma base médica, como uma redução no fluxo sanguíneo vaginal ou clitoriano. É compreensível que algumas mulheres com problemas da função sexual com origem física desenvolvam problemas psicológicos que também precisam ser abordados.

3. ***Distúrbio orgástico:*** Uma dificuldade ou incapacidade de atingir o orgasmo mesmo depois de estimulação sexual e excitação suficientes. O distúrbio orgástico também inclui qualquer dificuldade ou demora em atingir o orgasmo que causa sofrimento pessoal à mulher. A qualidade do orgasmo também pode não ser tão boa. Algumas mulheres com distúrbio orgástico descrevem seu orgasmo como "amortecido", principalmente se elas tinham orgasmos intensos no passado. O distúrbio orgástico é, na maioria das vezes, categorizado como primário, quando a mulher nunca chegou ao orgasmo, ou secundário, quando ela não consegue mais chegar ao orgasmo devido a cirurgia, deficiência hormonal ou traumas. O distúrbio orgástico primário pode ser conseqüência de um trauma emocional ou de abuso sexual, mas muitos fatores médicos, tais como medicação ou danos nos nervos pélvicos durante uma cirurgia, também podem contribuir para o problema. A clitoridectomia, ou remoção do clitóris, praticada por alguns povos africanos, no Oriente Médio e na Ásia, pareceria uma causa natural para essa categoria de distúrbio.

4. ***Distúrbio de dores sexuais:*** Esse distúrbio inclui a dispareunia, que é a dor genital recorrente ou constante associada com o ato sexual. A dispareunia pode surgir como conseqüência de problemas médicos, tais como infecções vaginais ou o adelgaçamento do revestimento vaginal durante a menopausa ou após alguns procedi-

mentos cirúrgicos da vagina e da vulva. Pode também ter uma base psicológica, ou refletir um problema de relacionamento ou ainda outro conflito emocional. Na maioria das vezes, como acontece com uma grande parte dos distúrbios, é uma combinação de fatores fisiológicos e psicológicos. Outro distúrbio de dor sexual é o vaginismo, espasmos musculares involuntários do terço inferior da vagina, que interfere na penetração vaginal ou a impede totalmente. O vaginismo normalmente surge como uma resposta condicionada à penetração dolorosa, mas pode também ser conseqüência de problemas emocionais ou de relacionamento. O painel identificou uma terceira subcategoria como "Outros distúrbios de dores sexuais", ou dor genital provocada por estimulação sexual não coital. Essa é a dor que ocorre com qualquer tipo de estimulação sexual que não seja o ato sexual propriamente dito. Embora a estimulação sexual dê início à dor, a causa primária da dor pode incluir infecções vaginais, mutilação genital anterior (um ritual de passagem feminino em alguns países africanos que discutiremos no Capítulo 6), ou a vestibulite, uma inflamação e sensação de queimadura ao redor do orifício vaginal que é recorrente.

Em nossa clínica, tratamos todo esse espectro de distúrbios e vemos que muitas vezes eles estão imbricados. Uma mulher com um distúrbio de excitação sexual, por exemplo, pode também sofrer de um distúrbio orgástico ou de um distúrbio de desejo sexual hipoativo como conseqüência do problema de excitação. As causas são tipicamente uma combinação de problemas médicos, emocionais e de relacionamento que interagem simultaneamente — cada um deles, uma parte do gráfico de sexualidade de uma mulher, como explicamos no Capítulo 1. Cada mulher tem sua peculiaridade, com peças que se dividem de maneira diferente, mas a miríade de causas de distúrbios sexuais tem um padrão, mesmo que elas não tenham sido totalmente compreendidas.

Problemas Médicos e Fisiológicos que Podem Causar Disfunção Sexual Feminina

---

Cirurgia Pélvica ou Trauma

Qualquer cirurgia ou ferimento pélvicos de maior porte têm o potencial para danificar os nervos e os vasos sangüíneos que vão para a vagina, o útero e o clitóris. Se isso acontece, o fluxo sanguíneo através das artérias pode ser reduzido ou paralisado inteiramente, resultando em uma perda de sensibilidade sexual e em uma menor capacidade de se excitar sexualmente. Até o momento, cirurgiões simplesmente não sabem o suficiente sobre a localização dos nervos e dos vasos sanguíneos da pelve feminina que são vitais para a função sexual normal e isso dificulta evitar que esses sejam cortados ou danificados durante a cirurgia Embora um plexo importante de nervos que correm ao longo do colo do útero, do reto e da vagina já tenha sido identificado (plexos cervical e útero-vaginal), pouco se sabe sobre a maneira como eles se ligam ao clitóris e à vagina. O mesmo não acontece no caso masculino: a pesquisa já demonstrou que existe um agrupamento de nervos importantes ao longo da parte lateral da próstata. Durante operações da próstata, cirurgiões têm enorme cuidado para preservar esses nervos e algumas vezes usam lentes de aumento para dissecar cuidadosamente ao redor dos nervos responsáveis pela ereção. O mesmo tipo de dissecação meticulosa ainda não foi estendido às mulheres.

A histerectomia, ou remoção do útero e do colo do útero, é, depois da cesariana, a operação pélvica mais comum em mulheres. Umas 600.000 são realizadas por ano. Ginecologistas dizem que a histerectomia não deveria afetar a resposta sexual de uma mulher de forma negativa; na verdade, eles muitas vezes chegam a sugerir que haverá uma melhora na resposta sexual. Muitas mulheres realmente dizem que sua resposta sexual melhorou depois da histerectomia, provavelmente porque a operação aliviou a dor resultante de leiomiomas ou fibromas uterinos, o sangramento e outras condições difíceis, fazendo com que a mulher se sinta mais saudável e, com isso, mais interessada em participar das atividades sexuais. Algumas mulheres também dizem sentir maior liberdade e prazer sexual porque o perigo de gravidez já não existe mais. No entanto, outras que foram submetidas a histerectomia dizem ter problemas sexuais depois da operação.

A pesquisa nos traz dados conflitantes e contraditórios. Alguns estudos relatam resultados sexuais positivos e outros negativos depois da histerectomia, mas nenhum estudo mostra resultados que sejam ou 100% positivos ou 100% negativos. Acreditamos que algum dano causado ao plexo útero-vaginal e cervical durante a operação pode ter um efeito prejudicial para a excitação sexual e para o orgasmo. Como as secreções mucosas cervicais contribuem para a lubrificação que ocorre durante a excitação sexual como resultado de vaso-congestão e de um aumento no fluxo sanguíneo, a remoção do colo do útero pode causar uma redução da lubrificação. O impacto da histerectomia na sensibilidade genital pode ser resultado de um possível dano causado aos nervos útero-vaginais pela cirurgia no assoalho pélvico e, em um nível ainda maior, pela histerectomia. A histerectomia pode também provocar anormalidades no formato do canal vaginal. Além disso, a formação de tecido cicatrizado na cúpula vaginal (a porção da vagina na área onde o colo do útero estava antes) e um encurtamento do canal vaginal também podem fazer com que o ato sexual seja doloroso. (Veja Figura 5.2.)

Em algumas mulheres, a remoção do útero, e particularmente do colo do útero, diminui ou elimina a capacidade de ter o tipo de orgasmo de assoalho pélvico que resulta de penetração vaginal profunda e estimulação cervical. As mulheres que têm principalmente orgasmos clitorianos antes da cirurgia parecem não notar a perda. Alguns estudos indicaram que a operação denominada histerectomia supracervical, que preserva o colo do útero intacto, pode ajudar a manter a função sexual. No entanto, um número semelhante de estudos diz que, com relação à função sexual, não existe qualquer diferença entre a histerectomia supracervical e a histerectomia total. Na verdade, existe um risco de câncer cervical quando não se retira o colo do útero, e nenhum médico realizará uma histerectomia supracervical se a mulher teve ou tem câncer uterino. A supracervical é indicada só no caso de mulheres que estão sendo submetidas a histerectomia devido a fibromas ou leiomiomas, tumores benignos ou endometriose.

Intuitivamente, não retirar o colo do útero pode ser benéfico, já que sabemos que um grande número de nervos e vasos sanguíneos está localizado ao redor dele. É bem verdade que, mesmo assim, tudo acima do colo do útero e uma grande quantidade de vasos sanguíneos serão retirados.

Alguns médicos recomendam que os ovários também sejam removidos em uma histerectomia, principalmente em mulheres com mais de 45 anos que têm uma história familiar de câncer de ovário. A retirada dos ovários remove a fonte de estrogênio e testosterona da mulher e induz à menopausa. Os médicos normalmente prescrevem estrogênio depois da operação como parte de uma terapia de reposição hormonal, mas nem sempre e, muitas vezes, sem a testosterona. Mesmo com a reposição, ainda é possível que ocorra um desequilíbrio hormonal que afete a função sexual, algo que abordaremos mais adiante neste capítulo.

A pesquisa continua, mas acreditamos que a capacidade de uma mulher ter prazer sexual depois de uma operação pélvica depende em parte da extensão da cirurgia e também do nível de sensibilidade e função que ela tinha antes da operação. Obviamente, uma histerectomia total tem mais chance de causar dano aos vasos sanguíneos e nervos que no caso de um procedimento menos invasivo para remover, por exemplo, um quisto em um ovário.

Outra forma de cirurgia pélvica que pode afetar a função sexual é uma técnica relativamente nova chamada embolização uterina. É uma alternativa menos invasiva que uma histerectomia e sugere-se normalmente para o tratamento de leiomiomas ou fibromas uterinos, que são tumores benignos que invadem as paredes do útero e podem causar sangramento excessivo e dor (veja Endometriose e leiomiomas ou fibromas nas páginas 127-128 para maiores informações). O médico injeta pequenas partículas de plástico, chamado de álcool polivinil ou PVA, na artéria uterina, e isso bloqueia o suprimento de sangue que alimenta os leiomiomas ou fibromas, fazendo com que encolham. Como é o caso com algumas mulheres que foram submetidas a histerectomia, existem algumas que antes tinham orgasmos do assoalho pélvico, mas que relatam a perda de contrações e de sensibilidade uterina depois desse tratamento. No entanto, a técnica está sendo aprimorada para que as ramificações vaginais da artéria uterina sejam poupadas, algo que pode ajudar a preservar o fluxo sanguíneo para a vagina e os orgasmos de assoalho pélvico. O Centro

Médico da UCLA (University College of Los Angeles), onde temos nossa clínica no momento, é um dos principais hospitais onde essa técnica é realizada. O Dr. Scott Goodwin, chefe da radiologia intervencional na UCLA, é um pioneiro nessa técnica. Os méritos relativos de procedimentos ainda em evolução, inclusive a embolização uterina ou a miomectomia para leiomiomas ou fibromas e outros procedimentos cervicais baseados em raios laser ou energia térmica, ainda precisam ser definidos.

Um trauma durante o parto que ocorre como resultado da laceração da vagina pela sucção ou fórceps, às vezes, causa dano tanto à vagina como ao nervo e até dano vascular à vagina e ao clitóris. Se isso ocorrer, é possível que surjam problemas com a sensibilidade vaginal e clitoriana semanas ou meses após o parto. A episiotomia, um corte que o médico faz da base da vagina na direção do ânus para que a passagem da cabeça da criança seja mais fácil, também pode causar problemas sexuais, particularmente se a incisão é longa ou não foi costurada de maneira adequada. A episiotomia pode levar uns quatro meses para sarar completamente.

Fraturas pélvicas ou danos resultantes de uma queda de bicicleta ou de uma barra para ginástica podem também causar traumas no osso púbico e em outras estruturas da área pélvica, inclusive a vagina, o clitóris, a uretra, o útero, a bexiga, as artérias e os nervos correspondentes.

Problemas Vasculogênicos ou de Fluxo Sanguíneo

Um nível baixo de fluxo sanguíneo para os órgãos pélvicos pode afetar a excitação, a ingurgitação e a lubrificação. Chamamos esse distúrbio de síndrome de insuficiência vascular clitoriana e vaginal. Esse distúrbio tem várias causas, entre as quais as mais comuns são:

Doença coronária cardíaca: A doença coronária cardíaca, ou aterosclerose, é o acúmulo de substâncias gordurosas nas paredes internas das artérias. Isso é chamado placa. O acúmulo estreita as artérias e por fim pode impedir o fluxo sanguíneo para órgãos vitais tais como o coração ou o cérebro, causando um ataque cardíaco ou um acidente vascular cerebral. O mesmo acúmulo pode também reduzir o fluxo sanguíneo para as artérias que levam à pelve e à genitália, causando menos excitação em mulheres. Em um dos estudos feitos por Jennifer e o Dr. Goldstein, animais que foram alimentados com uma dieta rica em colesterol desenvolveram aterosclerose de suas artérias pélvicas e tiveram uma redução do fluxo sanguíneo vaginal e clitoriano, por comparação ao grupo de controle.

Outros estudos com seres humanos mostram que uma redução no fluxo sanguíneo pode levar ao engrossamento e à fibrose tanto da parede vaginal como do tecido muscular liso do clitóris. Por fim, isso pode produzir sintomas de sequidão vaginal e dispareunia. Um fluxo sanguíneo menor pode também interferir na sensibilidade sexual e na excitação, ao afetar a produção de óxido nítrico, e causa atrofia e degradação de fibras e células nervosas que forram o canal vaginal e os lábios internos. Essa é uma área focalizada por nossa pesquisa.

Pressão sanguínea alta ou hipertensão arterial satêmica: Pressão alta, ou hipertensão arterial, é um aumento anormal na pressão do sangue que corre nas artérias à medida que elas alimentam nossos órgãos e tecidos. É a doença crônica mais comum nos Estados Unidos e pode ser associada a doenças cardíacas, dos rins e do cérebro (acidente vascular cerebral). Na maioria das pessoas, a causa para a doença é desconhecida. Mas o excesso de peso, uma dieta com muita gordura, a falta de exercício e a hereditariedade são fatores contributivos. A pressão alta é mais comum nos afro-americanos e entre homens jovens do que entre mulheres jovens, mas no fim da vida o número de mulheres com pressão alta é mais alta do que o de homens e a morte pela doença é mais freqüente entre mulheres. Mais da metade de todas as mulheres com mais de 65 anos tem pressão alta.

Embora saibamos que a pressão alta e seus tratamentos estão entre as causas da disfunção erétil masculina, apenas começamos a entender seu efeito para a vida sexual das mulheres. Exatamente como no caso dos homens, a pressão alta em mulheres pode levar à danificação dos vasos sanguíneos, tornando-os mais suscetíveis aos acúmulos de depósitos gordurosos e às doenças cardíacas coronárias. Faz sentido dizer que a pressão alta em mulheres pode ser associada a uma redução do fluxo sanguíneo pélvico e genital, contribuindo também para menor excitação sexual, menor lubrificação vaginal e dor. Recentemente, alguns estudos demonstraram uma correlação entre o aumento na pressão sanguínea e a disfunção sexual feminina. Os medicamentos usados para tratar a pressão alta podem também causar disfunção sexual, como discutiremos mais adiante neste capítulo.

Colesterol alto: O colesterol é uma substância cerácea e não-solúvel, essencial para muitos dos processos químicos do corpo. É feito de vários tipos de gordura. Um desses é a lipoproteína de baixa densidade, ou LDL, o chamado colesterol "mau" que permite que a gordura se acumule nas paredes das artérias. Outro tipo é a lipoproteína de alta densidade ou HDL, o colesterol "bom" que ajuda a remover os depósitos gordurosos que ficaram nas artérias, carregando-os para o fígado, onde são destruídos e secretados. Os testes de colesterol medem os níveis dessas gorduras no sangue. O nível total de colesterol é um fator de risco para doenças cardíacas, mas os médicos hoje acreditam que o indicador mais importante é a razão entre o nível de colesterol bom e o nível total de colesterol. É possível aumentar o nível do "bom" colesterol com perda de peso e exercícios regulares, e também tomando certas vitaminas, minerais e mantendo uma dieta saudável. (Veja o Capítulo 8 para maiores informações sobre os efeitos do exercício na função sexual.)

A presença de estrogênio no sangue durante os anos férteis geralmente dá às mulheres níveis mais baixos de colesterol que os dos homens, embora ainda não se saiba exatamente o que é que faz o estrogênio nos proteger do colesterol. Depois da menopausa, quando a produção de estrogênio se reduz, os níveis de colesterol nas mulheres tendem a subir, e com eles o risco de doenças cardíacas.

Quando a mulher tem um nível alto de colesterol, a lipoproteína em excesso se deposita nas paredes internas de suas artérias, estimulando um crescimento anormal de células que formam cicatrizes e inflamam o revestimento arterial, e levam à formação de placa. Grandes quantidades de placa podem impedir ou cortar totalmente o fluxo sanguíneo para os órgãos vitais e para a região pélvica. Como no caso da doença coronária e da pressão alta, um fluxo sanguíneo reduzido, particularmente para a vagina e para o clitóris, provavelmente vai diminuir a sensibilidade sexual da mulher e sua capacidade de se excitar sexualmente.

O fumo: O fumo faz com que os vasos sanguíneos se contraiam, reduzindo assim o fluxo sanguíneo para o coração, para as extremidades inferiores e para a área pélvica. O fumo também reduz os níveis de estrogênio e de HDL, ou "bom" colesterol, no sangue, e os dois são uma proteção contra doenças cardíacas. Substâncias tóxicas na fumaça do cigarro também podem danificar as paredes das artérias causando doenças coronárias cardíacas.

Embora poucas mulheres não possam chegar sequer a imaginar que o fumo pode afetar suas vidas sexuais de uma maneira adversa, o fato é que o fumo, particularmente quando se fuma muito e durante toda uma vida, pode bem desempenhar um papel significativo na redução do fluxo sanguíneo para a região pélvica, fazendo com que a mulher tenha uma resposta sexual reduzida. Um estudo recente com homens descobriu que fumantes com disfunção erétil estavam muitas vezes nos primeiros estágios de uma doença coronária e não sabiam. A doença afeta primeiro os vasos menores — entre eles, os do pênis.

Ciclismo: Estudos recentes em homens e agora também em mulheres, realizados pelo Dr. Irwin Goldstein e seus colegas na Universidade de Boston e em outros centros, mostraram que estar sentado no selim de uma bicicleta padrão durante muito tempo pode causar disfunção sexual devido à compressão do feixe de nervos e artérias que levam ao pênis ou ao clitóris. Em um estudo com 282 ciclistas mulheres e 51 corredoras, realizado por Michael D. LaSalle, um antigo membro do Departamento de Urologia da Universidade de Boston que agora tem um consultório particular em Nova Jersey, mais de 40% das ciclistas disseram sentir entorpecimento clitoriano, enquanto que nenhuma das corredoras disseram sentir tal coisa. As corredoras serviram como grupo de controle. É interessante observar que só 11% das ciclistas se descreveram como sendo ciclistas de corrida, e a maioria delas usava *shorts* acolchoados especiais para ciclismo. A maioria das ciclistas também usava o tipo padrão de selim estreito que alguns especialistas na área de disfunção sexual dizem que deveriam ser banidos em favor de um assento mais largo — uma "cadeira" em vez de um selim — que causaria menos trauma e pressão sobre a genitália. Os efeitos do ciclismo para a função sexual podem ser permanentes se os períodos na bicicleta forem extensos e o hábito se prolongar por muitos anos.

Problemas Hormonais

Problemas relacionados com a produção dos hormônios estrogênio e testosterona podem causar disfunção sexual. Algumas das causas mais freqüentes da disfunção sexual resultantes de fatores hormonais incluem:

A menopausa: A menopausa, ou cessação dos períodos menstruais da mulher que marcam o fim de seus anos de fertilidade, ocorre em média aos 51 anos, embora possa acontecer a qualquer momento entre as idades de 40 e 55 anos. A menopausa é um processo gradual que se prolonga por vários anos, com períodos irregulares e às vezes abundantes que finalmente param completamente. (Veja o Capítulo 6 para uma discussão mais detalhada dos efeitos da menopausa na função sexual da mulher.) Decididamente, a mudança mais dramática que resulta da menopausa é uma queda enorme na quantidade do estrogênio produzido pelos ovários. Essa perda de estrogênio, o hormônio mais poderoso no corpo de uma mulher, causa muitos dos sintomas comuns da menopausa: calores súbitos, sequidão ou irritação vaginal, incontinência, um adelgaçamento ou perda de elasticidade na pele, mudanças de humor e depressão. Muitas mulheres na menopausa relatam uma perda da libido, que é causada por uma queda semelhante em uma classe de hormônios chamados de androgênios. Os androgênios incluem o hormônio testosterona, que é considerado um hormônio masculino porque está presente em níveis maiores nos homens do que nas mulheres. No entanto, a testosterona afeta a força muscular, o apetite, a energia, a memória, o desejo e a resposta sexuais tanto em homens quanto em mulheres. A terapia de reposição hormonal, normalmente estrogênio e progesterona, é muitas vezes receitada para contrabalançar os efeitos da menopausa. Hoje, estamos tentando adicionar testosterona a esse regime. (Veja Capítulo 5 para uma discussão mais detalhada da terapia de reposição hormonal.)

Distúrbios endócrinos: O sistema endócrino é uma rede complexa de glândulas que secretam os hormônios que controlam as funções essenciais do corpo. Os distúrbios da glândula pituitária, uma estrutura do tamanho de uma glande que se situa na base do cérebro, e o hipotálamo, uma glândula que é parte do próprio cérebro, podem afetar a função sexual de uma maneira negativa porque controlam os hormônios que regulam muitas respostas sexuais. Distúrbios das glândulas adrenais, que secretam corticosteróides que por sua vez formam estrogênio e testosterona, também podem causar disfunção. Muitas mulheres com uma glândula tireóide hipoativa, uma condição que causa letargia, ganho de peso, músculos doloridos e depressão, geralmente queixam-se de problemas sexuais.

Deficiências hormonais pós-parto: Embora seja normal sentir uma perda da libido nas semanas e meses imediatamente após dar à luz, normalmente devido à exaustão, às flutuações hormonais e ao fato de que a vagina ainda está dolorida, um número de nossas pacientes se queixou de falta de interesse no sexo durante anos após o nascimento de um filho. Quando testamos seus níveis hormonais, muitas vezes descobrimos que elas estão quase sem testosterona, o hormônio "masculino" também presente em mulheres e que afeta o desejo sexual. A pesquisa que existe sobre a causa para essa falta de testosterona é ainda limitada. Pode ser uma falha no ovário ou adrenal, mas uma hipótese de Laura focaliza o papel da ocitocina, o hormônio associado com o aconchego e com a ligação. Embora a ocitocina seja lançada quando as mulheres amamentam, provocando uma sensação de calma e de prazer, ela também pode ser produzida à medida que a mulher imerge na maternidade e na família. Sabe-se que a ocitocina pode suprimir a testosterona. Assim, enquanto as mulheres estiverem amamentando, terão níveis baixos de testosterona. Acreditamos também que algumas mulheres podem desenvolver um defeito na produção de testosterona, que se manifesta depois do parto. Estamos investigando essa possibilidade no momento.

Diabetes: O distúrbio endócrino mais comum é a diabete, uma doença crônica provocada pela falta do hormônio insulina ou da capacidade de que esse hormônio seja usado pelo organismo. Embora por si só, os tipos diferentes da diabetes não afetem necessariamente a função sexual, um distúrbio do sistema nervoso e dos vasos sanguíneos relacionado à diabetes chamado neuropatia diabética o faz. A neuropatia ocorre em pelo menos metade das pessoas com diabetes. A doença, comum principalmente em pessoas negras, normalmente provoca uma perda de sensibilidade nos pés, mãos e pernas. Além de causar a neuropatia, a diabetes afeta as pequenas artérias da pelve, causando também problemas vasculogênicos. São poucos os estudos que examinaram o efeito da diabetes na resposta sexual feminina, mas os que o fizeram sugerem que as mulheres diabéticas realmente apresentam dificuldades para excitar-se e ter orgasmos.

Problemas Neurogênicos

A função sexual é controlada de uma maneira essencial pelo sistema nervoso. O cérebro transforma o estímulo sensorial — o tato e a visão, por exemplo — em percepções de prazer ou de dor. Da mesma forma, os impulsos enviados do cérebro para o corpo podem transformar desejo sexual em resposta sexual. Muitos problemas neurogênicos podem prejudicar significativamente a função sexual.

Lesão da medula espinhal: A medula espinhal une o corpo ao cérebro, e uma lesão — que pode ocorrer em um acidente de carro, de bicicleta, ao mergulhar ou no trabalho na indústria — pode ter como resultado a paraplegia, a paralisia dos braços ou pernas ou a quadriplegia, a paralisia de todos os quatro membros. Geralmente nesses casos, dependendo da gravidade da lesão, há também uma perda significante da função sexual. As mulheres normalmente mantêm o interesse no sexo, mas podem perder a sensibilidade genital e a capacidade de chegar ao orgasmo. Mesmo assim, um estudo feito em 1996 por Beverly Whipple, Carolyn Gerdes e Barry R. Komisaruk na Universidade Estadual de Nova Jersey mostrou que algumas mulheres com lesão da medula espinhal foram capazes de ter orgasmos através da autoestimulação do colo do útero ou da vagina em um ambiente de laboratório. As mulheres usaram um "estimulador passivo", em essência uma pequena vareta feita especialmente sob medida para o estudo. Os pesquisadores tinham como hipótese que o orgasmo pode ter ocorrido através de um caminho que evita a medula espinhal e leva o estímulo da vagina ou do colo do útero diretamente para o cérebro — informação potencialmente crucial que nos ajudará a entender a fisiologia do orgasmo em todas as mulheres.

Outras mulheres com lesão da medula espinhal afirmam que podem chegar ao orgasmo com um vibrador tradicional, talvez através do nervo vago (um nervo que fortifica o trato gastrointestinal e que pode ser preservado em uma lesão da medula espinhal para mediar a resposta sexual), enquanto que outras dizem que as partes de seu corpo que não foram atingidas — tais como os mamilos, o pescoço, as orelhas, ou outras zonas erógenas — tornam-se extraordinariamente sensíveis, de forma que sua estimulação leva à excitação e, às vezes, ao orgasmo. Há casos em que o sildenafil também pode ajudar. Em um estudo feito na Escola de Medicina Mount Sinai, na cidade de Nova York, com 19 mulheres na pré-menopausa que tinham lesão da medula espinhal, uma equipe de pesquisadores dirigida por Marca Sipski descobriu aumentos significativos na excitação entre as mulheres que tomaram a medicação e depois foram estimuladas sexualmente. O estudo, publicado no número de junho da *Urology*, descobriu que as respostas máximas ocorreram quando o Viagra foi combinado com estimulação sexual tanto visual quanto manual. Uma pílula de placebo não teve o mesmo resultado.

Um número muito maior de pesquisas é necessário para que possamos ajudar as mulheres com lesões da medula espinhal ou outros distúrbios neurogênicos a desfrutarem vidas sexuais mais satisfatórias.

Outros Problemas Físicos

Endometriose, fibroma ou leiomiomas: A endometriose é uma doença na qual o tecido que normalmente reveste o útero, o endométrio, cresce em outras áreas do corpo, causando dor, sangramento irregular e muitas vezes infertilidade. O crescimento do tecido ocorre tipicamente na área pélvica, sobre os ovários, no intestino, no útero, no reto, na bexiga e no delicado revestimento da pelve, mas pode também ocorrer em outras áreas do corpo.

Embora a causa da endometriose seja desconhecida, inúmeras teorias sobre o tema já foram propostas. Alguns médicos acreditam que as células endometriais, que se soltam durante a menstruação, podem "voltar" através das trompas e entrar na pelve, onde se implantam e crescem nas cavidades pélvicas ou abdominais. Outra teoria sugere que uma deficiência no sistema imunológico permite que tecidos menstruais se implantem e cresçam em áreas outras que não o revestimento uterino. A endometriose também pode ser genética.

Uma vez que as células endometriais se implantam em um tecido fora do útero, tornam-se um problema. A cada mês, os ovários produzem hormônios que estimulam as células do revestimento uterino a multiplicar-se, inchar-se e engrossar-se, em preparação para o óvulo fertilizado. As células endometriais fora do útero respondem ao mesmo sinal, mas lhes falta a capacidade de se separar do tecido e de desprender-se durante o próximo período menstrual. Às vezes, elas sangram um pouco, mas curam-se e são estimuladas uma vez mais durante o próximo ciclo. Esse processo constante provoca cicatrizes e adesões nas trompas e nos ovários. Essas adesões podem fazer com que a transferência de um óvulo do ovário para a tuba uterina seja difícil ou impossível.

Leiomiomas ou fibromas são tumores benignos de tecido muscular e conjuntivo que se desenvolvem ou no interior do útero ou colados à parede uterina. A causa dos fibromas do útero é desconhecida, mas seu crescimento parece depender de estimulação regular de estrogênio. Só muito raramente eles aparecem antes dos 20 anos e encolhem depois da menopausa. Fibromas podem ser microscópicos, mas podem também crescer tanto que chegam a preencher a cavidade uterina causando sangramento e dores excessivas.

As mulheres com fibromas ou endometriose têm maior probabilidade de sofrerem outras complicações resultantes do tratamento que pode incluir D&C (dilatação e curetagem ou raspagem uterina), histerectomia parcial ou total ou embolização uterina (veja Cirurgia Pélvica, página 110). As mulheres afro-americanas normalmente têm uma maior incidência de endometriose e fibromas que as mulheres caucasianas.

Infecções vaginais e do trato urinário: Infecções da vagina causadas por levedura, bactérias ou parasitas que muitas vezes provocam vermelhidão, coceira, ardor e um corrimento com cheiro desagradável. A vulvite, inflamação da vulva, é acompanhada de coceira, vermelhidão e inchação. A vulvodinia, ou desconforto vulvar crônico, caracteriza-se por ardor, queimação, irritação ou escoriação da vulva. As infecções do trato urinário, que são normalmente causadas por bactérias que viajam da área anal para a uretra e a bexiga, provocam uma forte queimação logo depois de urinar. Algumas vezes a irritação causa a presença de sangue na urina, o que é mais atemorizante do que realmente calamitoso, embora as infecções devam ser tratadas imediatamente. A cistite é uma inflamação da bexiga, que pode resultar de uma infecção ou de medicação, embora normalmente a causa seja desconhecida. Os sintomas são urgência e freqüência urinária e ardor. A cistite pode ser tratada com antibióticos se for causada por uma infecção, ou por outro tipo de medicação para aliviar os sintomas.

Cistite intersticial: Essa é uma doença crônica inflamatória da bexiga com sintomas semelhantes, porém mais intensos que os da cistite comum. É uma forma peculiar de cistite porque suas causas são desconhecidas. Há uma necessidade urgente de urinar, às vezes, 50 vezes por dia, com dores na parte inferior do abdômen, vaginais e retais. A vasta maioria dos pacientes são mulheres. As culturas da urina são negativas e a doença não reage a antibióticos. Ela é muitas vezes confundida com outras doenças como a síndrome uretral, na qual as mulheres sofrem de sintomas de irritação na bexiga (freqüência e urgência urinária, ardor e outros sintomas) sem qualquer causa evidente, embora possa ser algumas vezes associada a lesões na bexiga. Para decidir se uma mulher tem cistite intersticial, o urologista insere um cistoscópio na uretra e procura as hemorragias típicas da doença em sua bexiga. Esse procedimento é executado com a paciente sob anestesia local ou geral.

Na nossa experiência a cistite intersticial é uma doença debilitante que freqüentemente coexiste com a disfunção sexual, principalmente dor vaginal, labial e pélvica, assim como com problemas de excitação e de orgasmos. A pesquisa sobre as causas do problema é permanente e novas medicações vêm sendo desenvolvidas para aliviar os sintomas, porém a cura ainda não foi encontrada.

Distúrbios do assoalho pélvico: Prolapso do assoalho pélvico refere-se ao relaxamento e frouxidão das estruturas dos tecidos conjuntivos e musculares que normalmente sustentam o útero, a bexiga, a uretra, a vagina e o reto em suas posições anatômicas corretas. O prolapso pode desenvolver-se como resultado do envelhecimento, da menopausa, de lesões do parto, inclusive contrações prolongadas e traumáticas durante o trabalho de parto, assim como de cirurgia pélvica anterior (ex.: histerectomia) e distúrbios neurológicos. Quando o prolapso ocorre e os músculos, ligamentos e tecido conjuntivo do assoalho pélvico começam a perder sua capacidade sustentadora, a bexiga, o útero, o reto e até mesmo os intestinos podem formar um tipo de hérnia ou protrusão na parede da vagina. Cada um desses órgãos pode, sozinho, formar um tipo de hérnia, ou em combinação com outros órgãos. Por exemplo, a protrusão ou herniação da bexiga para o interior da parede anterior da vagina é chamada de cistocele; a protrusão do reto para a parede posterior da vagina, de retocele; a protrusão da uretra, de uretrocele, e assim por diante.

Os sintomas urinários mais comuns que as mulheres sentem como conseqüência do prolapso do assoalho pélvico incluem a freqüência, a urgência e a incontinência. Se o prolapso for severo, as mulheres também se queixam freqüentemente de uma sensação de pressão, de volume e de dor na vagina ou no reto. O prolapso severo pode ser acompanhado de dor na vagina, no reto e na região pélvica, bem como de dificuldades de evacuar.

Além dos sintomas urinários e intestinais associados com o prolapso do assoalho pélvico, as mulheres que sofrem de prolapso tendem também a ter problemas da função sexual. Os mais comuns desses problemas incluem dor na vagina durante o ato sexual, perda de sensibilidade na vagina e dificuldades em excitar-se ou ter orgasmos.

Jennifer vem trabalhando com o Dr. Shlomo Raz, professor de Urologia no Centro Médico da UCLA, e um dos especialistas mundiais em urologia feminina e cirurgia reconstrutora do assoalho pélvico. No momento, ele e Jennifer estão avaliando os efeitos para a função e resposta sexuais das cirurgias que eles fazem para corrigir o prolapso do assoalho pélvico. O objetivo da cirurgia é restaurar a bexiga, o útero, o reto e a vagina às suas posições e funções corretas. Jennifer e o Dr. Raz estão indo um pouco mais adiante e buscando meios de fazer com que as operações para prolapso também melhorem a função sexual. Estarão desenvolvendo técnicas para proteger e preservar os nervos que vão para o útero e para a vagina algo que, esperam, irá contribuir para um menor número de problemas da função sexual depois de uma cirurgia pélvica. Estão estabelecendo também uma nova série de técnicas diagnósticas e de avaliação para medir a sensibilidade vaginal antes e depois da cirurgia.

Medicamentos que Afetam a Função Sexual

Muitos medicamentos podem ter conseqüências adversas para a resposta sexual. Entre eles, os mais comuns são os seguintes:

Agentes anti-hipertensivos: Medicações tradicionais para baixar a pressão arterial, tais como reserpina e guanetidina, normalmente causam disfunção sexual em homens, que vem acompanhada de tonteiras e depressão. Por esse motivo, muitos médicos se afastaram desses medicamentos. Bloqueadores beta vendidos sob os nomes de Inderal, Lopressor, Corgard, Blocadren e Tenormin têm poucos efeitos colaterais, mas muitas pessoas que os tomam ainda se queixam de disfunção sexual. Nos últimos anos, os bloqueadores de canal de cálcio, vendidos como Adalat, Procardia, Calan, Isoptin, Verelan, Cardizem, Dilacor XR e Tiazac, se tornaram populares em parte porque têm menor efeito sobre a função sexual.

Antidepressivos: Antidepressivos tricíclicos como a clomipramina, vendida como Anafranil, causam disfunção sexual em quase metade dos pacientes que a tomam. O Anafranil tem sido usado para ejaculação prematura em homens porque posterga o orgasmo. Outros tricíclicos tais como Elavil, Tofranil, Sinequan e Pamelor podem provocar boca seca, tonteira, prisão de ventre e letargia. Por essas razões, muitas pessoas preferem o Prozac, o primeiro de uma nova geração de antidepressivos enormemente eficientes que tem menos efeitos colaterais desagradáveis. O Prozac é um inibidor seletivo da captação da serotonina, ou SSRI, e funciona melhorando a ação da substância química cerebral serotonina. Mas o Prozac, assim como o mais recente Zoloft, provoca disfunção sexual — normalmente uma demora para atingir o orgasmo, ou incapacidade de chegar ao orgasmo — em 60% dos pacientes, uma porcentagem demasiadamente alta. Paxil, outro SSRI, pode causar perda da libido.

Sedativos: Esses incluem medicações tais como alprazolam, vendido como Xanax, e diazepam, ou Valium. São receitados para aliviar a ansiedade, mas podem também causar uma perda de desejo e de excitação sexuais.

Neurolépticos: Esses incluem antipsicóticos, como Thorazine, Haldol e Zyprexa que causam disfunção sexual bem assim como um entorpecimento emocional em alguns pacientes.

Anticonvulsivantes: Medicamentos que impedem ou interrompem convulsões, incluindo fenobarbital, vendido como Luminal, assim como o Dilantin, Mysoline e Tegretol, podem causar disfunção sexual.

Medicamentos antiúlceras: Cimetidine ou Tagamet foi o primeiro de um novo grupo de medicamentos altamente eficientes para o tratamento de úlceras que são também usados para tratar azias severas. Funciona bloqueando a secreção do ácido estomacal. Embora efeitos colaterais não sejam comuns, reações adversas incluem impotência em homens. Ainda não sabemos os efeitos colaterais na função sexual feminina.

Medicamentos anticâncer: Tamoxigen, um medicamento receitado para retardar a recorrência de câncer do seio, que é vendido como Nolvadex, pode causar sangramento vaginal, corrimento, irregularidades menstruais, coceira genital e depressão. Pacientes tomando Tamoxifen devem ser monitoradas para o desenvolvimento de câncer do endométrio.

Pílulas anticoncepcionais: Com a pílula anticoncepcional, muitas mulheres passaram a desfrutar mais o sexo, por haverem se libertado do temor de gestações indesejadas. No entanto, algumas mulheres que tomam pílulas com progestenona, queixam-se de uma perda da libido e de sequidão vaginal, resultantes das mudanças hormonais provocadas pela pílula.

QUADRO 4.1

Medicamentos que Podem Afetar Negativamente a Resposta Sexual

Existe evidência de que todos os medicamentos detalhados abaixo causam problemas de ereção em homens. São também associados à disfunção sexual feminina, inclusive redução da libido e da excitação e problemas orgásticos.

Agentes hipertensivos

TIPO DO MEDICAMENTO:	NOMES COMERCIAIS:	RECEITADO PARA:
Bloqueador beta-adrenérgico	Inderal, Lopressor, Corgard, Blocadren, Tenormin	Pressão arterial alta
Bloqueador de canal cálcico	Adalat, Procardia, Calan, Isoptin, Verelan, Cardizem, Dilacor XR, Tiazac	Pressão arterial alta

Antidepressivos		
TIPO DO MEDICAMENTO:	NOMES COMERCIAIS:	RECEITADO PARA:
Antidepressivo tricíclico	Anafranil, Elavil, Tofranil, Sinequam, Pamelor	Depressão
Inibidor seletivo da captação de serotonina (SRRI)	Prozac, Zoloft, Paxil	Depressão
Sedativos		
TIPO DO MEDICAMENTO:	NOMES COMERCIAIS:	RECEITADO PARA:
Antiansiedade	Xanax, Valium	Ansiedade
Neurolépticos		
TIPO DO MEDICAMENTO:	NOMES COMERCIAIS:	RECEITADO PARA:
Antipsicóticos	Thorazine, Haldol, Zyprexa	Distúrbios psicóticos, fase maníaca psicose maníaco-depressiva, náusea ou vômitos severos, sedação pré-operatória
Anticonvulsivantes:		
TIPO DO MEDICAMENTO:	NOMES COMERCIAIS:	RECEITADO PARA:
Anticonvulsivante, hipnótico	Luminal, Dilantin, Mysoline, Tegretol	Convulsões
Medicamentos antiúlceras		
TIPO DO MEDICAMENTO:	NOMES COMERCIAIS:	RECEITADO PARA:
Antagonista receptor H2 Pílulas	Tagamet	Úlceras
Anticoncepcionais		
TIPO DO MEDICAMENTO:	NOMES COMERCIAIS:	RECEITADO PARA:
Preservativo oral com predominância de progestina	Ortho 7/7/7, Cyclen, Tricyclen	Controle da natalidade

Causas Psicológicas para a Disfunção Sexual Feminina

Depressão e distimia: A depressão é um problema sério que afeta duas vezes mais mulheres do que homens, normalmente entre as idades de 18 e 44 anos. Pode ser provocada por um desequilíbrio químico no cérebro, por estresse severo, luto, história familiar, conflito emocional ou qualquer combinação desses fatores. De um modo geral, a depressão leva a uma perda de interesse no sexo. A distimia é uma forma de depressão mais comum e sutil, em um grau menor que a depressão propriamente dita e não tão facilmente diagnosticada, muitas vezes porque a mulher continua funcionando de forma adequada e não sabe que tem a doença. A mulher que sofre de distimia pode sentir-se triste, isolada, indefesa e não valorizada. A tendência é que ela se sinta tão pouco atraente e mal-amada que não quer que ninguém se aproxime dela e, muitas vezes, se retrai e evita o sexo.

Estresse: Nos dias atuais, muitas mulheres sofrem mais de estresse que os homens, sobretudo se são mães de crianças pequenas e trabalham fora. A expectativa ainda é que muitas das supermães de hoje fiquem encarregadas da maior parte das responsabilidades dos cuidados com os filhos, mesmo quando trabalham em horário integral. É essencial que as mulheres e seus parceiros entendam a importância do apoio e da divisão das tarefas domésticas. Talvez devido ao estresse na vida das mulheres, alguns estudos recentes mostram que o índice de infartos em mulheres está alcançando o dos homens e pode até superá-lo. O estresse faz com que a mulher tenha muito mais interesse em dormir do que em ter sexo e pode inibir sua capacidade de se excitar e de chegar ao orgasmo. Para que uma mulher se sinta sexual, ela precisa de algum tempo para se cuidar e se mimar; no entanto, mesmo as mulheres que vivem em um estado de exaustão permanente têm muito mais dificuldade de dar prioridade a suas próprias necessidades do que os homens.

Abuso sexual ou emocional: Mulheres que sofreram abuso sexual ou emocional na infância ou na adolescência geralmente enfrentam uma variedade de dificuldades sexuais. Para algumas dessas mulheres, é o terror sempre que se encontram em uma situação sexual. Para outras, é uma incapacidade de estar "presente" e conectada a seus parceiros durante o ato sexual. Outras mulheres sobreviventes relatam que são capazes de responder sexualmente, mas que vão até um certo ponto, em geral justamente antes do orgasmo, momento em que elas dizem que se "fecham" e batem contra um muro que não conseguem transpassar. Sentimentos de culpa, vergonha, raiva, medo, ansiedade e isolamento são todos muito comuns para essas mulheres.

Ao contrário, algumas mulheres com uma história de abuso sexual podem se tornar extremamente promíscuas, envolvendo-se em um nível de atividade sexual que muitas vezes impede sua capacidade de funcionar socialmente. Essas mulheres buscam encontros sexuais múltiplos, tentando substituir um objeto de amor perdido ou um vazio inexplicável dentro delas (veja Adicção sexual, adiante, para maiores informações.)

A recuperação de sua sexualidade para mulheres que sofreram abuso sexual é um processo lento que exige um esforço enorme. Com a ajuda de uma boa terapeuta e de um parceiro, a mulher com uma história de abuso pode chegar a um ponto de resolução e recuperar sua sexualidade. A depressão é uma forma comum de resposta ao abuso, e também o uso excessivo de álcool e de drogas (veja o Capítulo 5 sobre tratamento de disfunção sexual e o Capítulo 6 sobre sexualidade através do ciclo vital feminino).

Uso de álcool e de drogas: Pessoas que abusam das drogas ou do álcool tendem a ter passados emocionais e sexuais complicados. O abuso de substâncias pode permitir um entorpecimento da verdadeira dor, mas a dor — assim como o medo, a ansiedade ou a vergonha — geralmente se introduz no relacionamento sexual. Muitas mulheres que saem de centros de reabilitação precisam aprender não só a viver sóbrias, mas também a relacionar-se sexualmente com os outros quando estão sóbrias. Isso pode ser um desafio e tanto. Para muitas, o sexo pode passar a ser um substituto para as drogas ou para o álcool. Para outras, a dor emocional que tinha sido enterrada ou "entorpecida" com o uso das drogas ou do álcool vem à tona com a sobriedade e tem um impacto terrivelmente negativo na resposta sexual. A terapia é uma grande parte da cura. Confiança e intimidade com um parceiro muitas vezes também precisam ser restabelecidas.

Compulsão sexual: A compulsão sexual é uma necessidade compulsiva e propulsora de contato sexual que pode destruir a vida familiar e profissional e a capacidade de a pessoa levar uma vida normal. Semelhante às compulsões ao álcool e ao jogo, ela é freqüentemente tratada com os programas em 12 passos no modelo dos Alcoólicos Anônimos. Aliás, foram antigos membros do AA que, ao sentirem que sofriam também de compulsão sexual, estabeleceram, nos anos 70, os primeiros grupos de apoio para pessoas viciadas em sexo. Profissionais da área de saúde mental não reconheciam a doença até a década de 80, e mesmo hoje ainda existem polêmicas sobre sua existência. Mas, por mais que se discuta se ela deve ou não ser tratada como uma doença formal, o fato é que existem claramente homens e mulheres que ficam obcecados com o sexo e apresentam os sintomas clássicos de compulsão. Entre esses sintomas estão uma preocupação com o sexo que interfere nas relações sexuais normais com a pessoa amada e uma necessidade de euforia que é seguida de sentimentos de culpa, ansiedade ou depressão. As mulheres viciadas em sexo normalmente procuram sexo arriscado com estranhos e têm sentimentos de solidão e de indignidade.

Problemas de auto-imagem e de auto-estima: Revistas de moda divulgam umas imagens de beleza tão pouco realistas que muitas mulheres sentem que não poderão jamais viver de acordo com elas. Essas são as mesmas mulheres que apagam a luz para fazer sexo e algumas vezes até enquanto se despem. Esconder-se dessa forma de um parceiro afeta o nível de intimidade em um relacionamento. Quando uma mulher se sente fisicamente pouco atraente, ela não consegue relaxar, ser ela mesma e se conectar com uma outra pessoa. Descobrimos também que as mulheres internalizam imagens culturais negativas sobre sua própria genitália e se preocupam demasiado com a aparência e o odor da vagina. Considere algumas das gírias para o pênis — "cajado", "mastro" "vara de condão" — comparadas com todas as piadas derrogatórias sobre a genitália feminina. Na verdade, livros como *Femalia* organizado por Joani Blank e *Sex for One*, por Betty Dodson, focalizam essa questão e tentam contrabalançar a "estima genital" negativa das mulheres retratando a beleza e a variedade da genitália feminina em fotos e desenhos.

Da mesma maneira, a auto-estima desempenha um papel importante na função sexual da mulher. Se uma mulher não se sente bem consigo mesma, ou não sente que está no controle ou que tem poder, é extremamente difícil para ela relaxar e responder sexualmente a um parceiro. Sentimentos de impotência e de indignidade não contribuem para um sexo bom. Ter um orgasmo na frente de alguém é um dos atos mais vulneráveis que existem, mas é muito difícil chegar a esse nível de vulnerabilidade com um parceiro se você não se sente segura de você mesma. É difícil também defender suas necessidades sexuais ou dizer a seu parceiro o que você quer, se você não se sente bem com você mesma ou não se acha merecedora de satisfação sexual.

Problemas de relacionamento: Nenhum medicamento irá consertar a resposta sexual de uma mulher que está em conflito com seu parceiro. Nenhum medicamento irá solucionar o problema de uma mulher cujo parceiro não a satisfaz, ou uma mulher cujo parceiro tem um problema sexual que afeta sua própria estimulação, tal como disfunção erétil ou ejaculação precoce. Um relacionamento conflitivo com um parceiro geralmente significa que a vida sexual do casal está em conflito ou não existe. Problemas de comunicação, raiva, falta de confiança, falta de conexão e uma falta de intimidade podem influenciar de uma maneira negativa a resposta sexual e o interesse da mulher (para mais detalhes sobre o parceiro sexual, veja Capítulo 7).

Descobrimos também que alguns casais em relacionamentos de longo prazo ou verdadeiramente casados têm expectativas pouco realistas. Na maioria dos relacionamentos, há um estágio inicial de paixão, quando o casal não consegue pensar em outra coisa a não ser o outro e quando o sexo é muito excitante. Mas é impossível manter esses níveis de excitação — uma simples razão é que ninguém faria nada mais na vida. Quando o relacionamento se torna mais firme e estável, às vezes depois de uns poucos meses apenas, a maioria dos casais em relacionamentos de longo prazo passa para a fase do afeto, que é um nível mais profundo de envolvimento. O relacionamento, então, atinge um estado mais calmo e mais suave, incorporado ao resto da vida do casal e não mais consumindo essa vida.

Os relacionamentos mais bem-sucedidos mantêm essa fase de afeto, que nossa sociedade reconhece como amor. Com o passar do tempo, o afeto pode aprofundar-se, mudar de forma, ou simplesmente mudar, dependendo de eventos da vida tais como o nascimento de filhos. Infelizmente, muitas pessoas confundem paixão com amor e acham que, uma vez que chegaram à fase de afeto, deixaram de amar seus parceiros. Vemos muitas mulheres que são quase viciadas na fase de paixão, para quem o sexo é a coisa central. No entanto, na fase de afeto o sexo passa a ser apenas uma parte do relacionamento e isso desaponta muita gente, pois sentem como se o relacionamento tivesse perdido o encanto e a excitação. Chegamos a ter como pacientes um casal com dois filhos com menos de três anos, em que ambos os parceiros tinham sua carreira própria, que vieram nos ver e disseram estar preocupados porque só estavam fazendo sexo uma vez por semana. Temiam que havia algo de errado com o relacionamento e que talvez tivessem deixado de se amar. Tivemos muito prazer em ajudá-los e em enfatizar a importância de construir um momento romântico juntos. Mas, dadas as circunstâncias, lhes dissemos que era maravilhoso que ainda encontravam algum tempo para fazer sexo.

CAPÍTULO CINCO

Tratamento: O Efeito Conjunto da Medicina e da Terapia

Medicina

A mensagem mais importante deste capítulo é que não existe uma única cura ou tiro mágico que acabe com a disfunção sexual feminina. Cada mulher, cada problema e cada resposta são diferentes. As opções para o tratamento que explicamos aqui em detalhe variam tanto quanto os sintomas. Mulheres que respondem melhor ao sildenafil e a outros medicamentos que melhoram o fluxo sanguíneo são mulheres que, em um determinado momento, estavam satisfeitas com sua vida sexual, mas que agora, seja por que motivo, por médico ou fisiológico — uma histerectomia, por exemplo — não são mais capazes de ter o mesmo tipo de resposta que tinham antes. Ao contrário, mulheres cujos problemas de resposta sexual são associados com questões de relacionamento ou de parceiro, ou têm suas raízes em histórias mal resolvidas de abuso sexual ou outros problemas emocionais, geralmente não são candidatas à medicação como a primeira escolha de tratamento. Elas ficarão mais bem servidas com o aconselhamento e a terapia. Medicamentos podem desempenhar um papel no tratamento, mas não solucionarão o problema, a menos que as questões emocionais sejam abordadas. Mulheres na menopausa, que até recentemente só tinham a opção da terapia convencional de reposição hormonal (estrogênio e progesterona) ou o uso de lubrificantes comerciais (como o gel KY) podem ser muito mais beneficiadas com a adição de testosterona a seu regime hormonal, como de sildenafil (e outros medicamentos que estão sendo testados no momento) e de dispositivos. Outras mulheres necessitarão de mais de um tratamento como, por exemplo, uma combinação do Viagra e de um creme de testosterona.

Em nossa opinião, medicar totalmente a sexualidade não é a solução. O diagnóstico e o tratamento devem idealmente combinar a mente e o corpo a fim de dar atenção a todos os componentes da vida sexual de uma mulher.

É importante lembrar que isso é apenas o começo de uma nova era, na qual a melhoria da função sexual passou a ser o alvo das companhias farmacêuticas e da indústria da saúde. "Ame melhor com a química" é o mote da indústria, mesmo que a química seja apenas uma parte do quadro. Muitos desses medicamentos não existiam há cinco anos, e o campo continua e expandir de uma tal maneira que ninguém pode manter-se atualizado. No entanto, neste livro temos a explicação mais completa e mais atualizada possível dos tratamentos que já estão ou estarão brevemente disponíveis para as mulheres.

Viagra (sildenafil): A pequena pílula azul que começou um diálogo nacional sobre a disfunção erétil e o primeiro medicamento oral para a impotência masculina. Aprovadas pela FDA para homens em março de 1998, as vendas do Viagra chegaram a US$ 1 bilhão em seu primeiro ano. Hoje, 200.000 receitas são escritas todas as semanas. Com isso, mais de 17 milhões de americanos já experimentaram o Viagra — a grande maioria homens, embora um número cada vez maior de mulheres está ou estará tomando a medicação. O Viagra tornou-se enormemente popular também em outros países. Embora a Pfizer, fabricante do Viagra, não publique as estatísticas relativas ao medicamento por país, analistas da indústria farmacêutica estimam que um quarto das vendas da medicação acontece fora dos Estados Unidos.

Surpreendentemente, o sildenafil foi descoberto por acidente. No início da década de 90, a Pfizer começou a testá-lo como tratamento, em homens, para a angina, as dores no peito produzidas pela redução no suprimento de sangue oxigenado que vai para o coração. O tratamento não teve um resultado positivo, mas Ian Osterloh, o médico que dirigia o desenvolvimento do sildenafil, notou que alguns dos participantes no teste estavam relatando um efeito colateral interessante: ereções. O Dr. Osterloh não tinha explicações para essa descoberta até que leu um trabalho publicado na revista *Science*, que descrevia como uma substância química chamada óxido nítrico, liberada por extremidades nervosas no pênis, era essencial para ereções. Como o Dr. Osterloh já sabia como o sildenafil funcionava, uma idéia começou a nascer em sua mente. O resto, é claro, é história sexual.

Especificamente nos homens, o sildenafil bloqueia uma enzima que normalmente evita que as ereções aconteçam. Quando um homem que funciona normalmente fica sexualmente excitado, o óxido nítrico é liberado do pênis, de nervos, dos vasos sanguíneos e do tecido erétil penianos. Após a liberação do óxido nítrico, ocorre uma cascata de reações que são iniciadas por uma substância chamada monofosfato de guanosina cíclico, ou cGMP. Isso, por sua vez, faz com que os vasos sanguíneos do pênis e o tecido erétil peniano relaxem e dilatem, permitindo que o sangue corra para a área e que a ereção, ou tumescência, ocorra. (Veja Figura 5.1.)

A perda da ereção, ou detumescência, é causada em parte pela enzima fosfodiesterases tipo 5, ou PDE_5 que destrói o cGMP. Enquanto o homem estiver sexualmente estimulado, produzirá suficiente cGMP para contrabalançar os efeitos supressivos da PDE_5 e manter sua ereção. Mas quando a ejaculação ocorre ou a estimulação sexual termina, a produção de cGMP cai e a PDE_5 assume o controle. A ereção declina. Em um homem com disfunção erétil, o sildenafil funciona bloqueando a PDE_5 e incentivando o efeito do cGMP.

Figura 5.1 Tecido erétil masculino e feminino

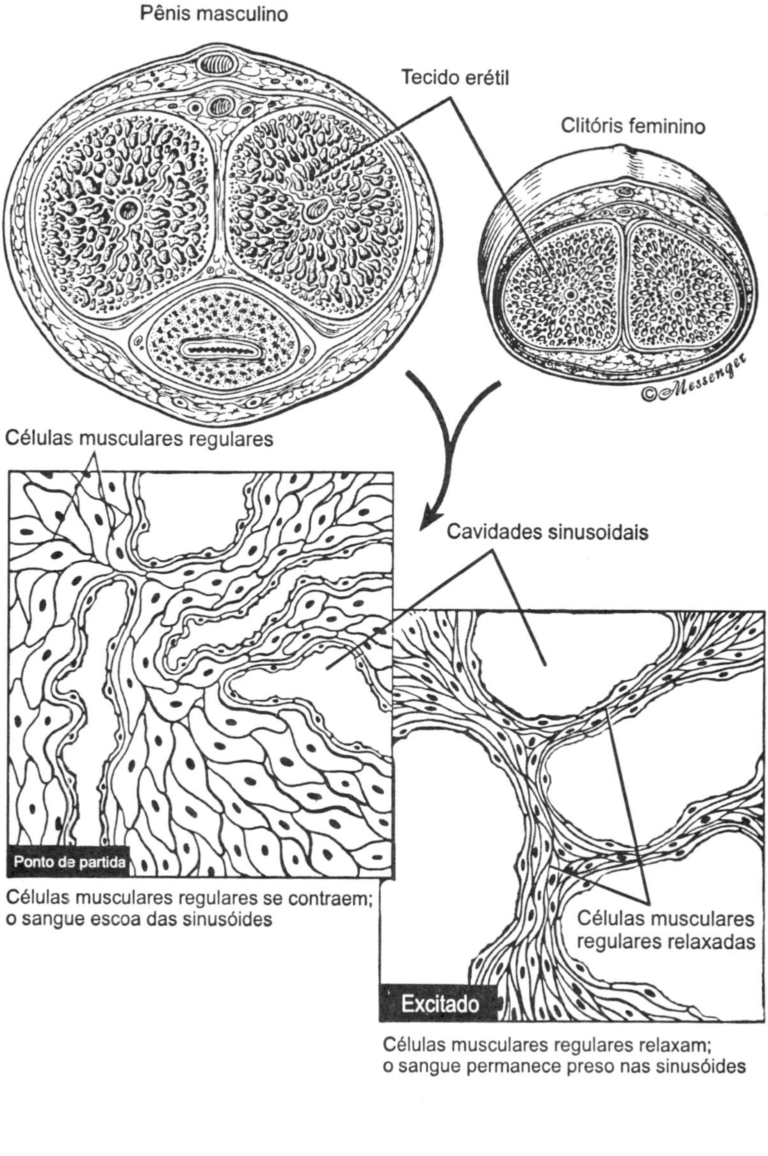

Parece que o sildenafil funciona da mesma maneira nas mulheres, induzindo um aumento do fluxo sanguíneo para a vagina, o clitóris e os lábios, causando a ingurgitação desses tecidos, maior sensibilidade e também maior lubrificação vaginal. No entanto, o sildenafil não será aprovado para mulheres até que sejam terminados os testes clínicos, que estão acontecendo agora nos Estados Unidos. Os primeiros testes com sildenafil foram feitos somente em homens.

No momento em que escrevemos este texto, estamos co-dirigindo um estudo sobre o sildenafil desenvolvido por urologistas, ginecologistas, psicólogos e terapeutas sexuais em todo o país. É bem provável que essa pesquisa contribua para a futura aprovação do medicamento pela FDA. Patrocinada pela Pfizer, a pesquisa é importante principalmente por ser o tipo de estudo que faz uso de um grupo de controle, em que a identidade dos participantes não é revelada, que envolve um grande número de mulheres e uma seleção extensiva que filtra pacientes com problemas psicológicos e de relacionamento, ou com níveis hormonais baixos. Parte da amostra de mulheres receberá o sildenafil, outras, placebo, e nem os pesquisadores nem as mulheres saberão quem tomou o quê — uma técnica essencial em pesquisas para determinar os verdadeiros efeitos de um medicamento já que este pode estar dando resultados em algumas mulheres apenas devido ao efeito psicológico (chamado de efeito placebo). Estamos nos esforçando intensamente para ajudar a definir quais são as melhores candidatas para o teste e treinando as terapeutas sexuais sobre técnicas de seleção de participantes para terapias com medicação. Aprendemos, através de nosso próprio trabalho, que mulheres com uma história de abuso sexual na infância não resolvida, questões emocionais significantes ou ainda problemas de relacionamento em geral não são boas candidatas para tratamentos em que a medicação seja a intervenção primária.

Recomenda-se que o sildenafil seja ingerido com o estômago vazio, cerca de uma hora antes do ato sexual, sem bebida alcoólica. O planejamento é importante; não é o tipo de pílula para tomar impulsivamente depois do jantar do aniversário de casamento e com vários copos de vinho.

Além disso, como, para estimular a libido, o sildenafil funciona fisiologicamente sobre o fluxo sanguíneo e não através do cérebro, é preciso que a mulher ou o homem esteja interessada/o em envolver-se em relações sexuais e suficientemente estimulada/o para que o remédio faça efeito. Ou seja, as carícias preliminares são essenciais. A expectativa de que a excitação sexual ocorrerá espontaneamente depois de tomar a pílula não é válida.

Os efeitos colaterais mais comuns do sildenafil são dores de cabeça, rubor facial, congestão nasal e indigestão. Um número pequeno de pacientes também relatou a presença de uma cor azulada na sua visão que dura, no máximo, umas poucas horas após a ingestão da pílula. Além disso, a Food and Drug Administration publicou avisos referentes a relatos de ataques cardíacos, e até mortes cardíacas súbitas e hipertensão, entre os usuários masculinos. A organização recomenda que os médicos receitem sildenafil com cautela para homens que já tiveram um ataque cardíaco, um infarto, ou arritmia severa nos seis meses anteriores. Apesar disso, um novo estudo realizado por pesquisadores da Universidade da Pensilvânia, publicado no *New England Journal of Medicine* sugere que os efeitos do sildenafil no fluxo sanguíneo ao coração não são significativos. Segundo esse estudo, o sildenafil parece não apresentar nenhum risco identificável de ataques cardíacos, a não ser aquele resultante do esforço investido no ato sexual que o sildenafil possibilitou. No entanto, pessoas que estão tomando medicamentos que contêm nitratos, em particular a medicação para o coração, nitroglicerina, nunca devem tomar sildenafil já que a combinação desses dois medicamentos pode causar uma queda de pressão arterial fatal. A FDA também alerta contra receitar sildenafil para homens que têm pressão arterial significativamente baixa, ou maior que 170/110, uma história de falência cardíaca, angina instável ou a doença ocular chamada retinite pigmentosa. Embora o alvo dessas precauções da FDA seja somente os homens, as mulheres também devem segui-las. Sildenafil deve também ser evitado por mulheres que estão grávidas ou que desejam engravidar.

No paciente correto, o sildenafil pode ter efeitos benéficos, particularmente em mulheres que no passado tinham estado satisfeitas com sua resposta sexual, mas que agora, talvez devido à menopausa ou à histerectomia, estão com problemas. Lucy, por exemplo, uma mulher com 43 anos de idade e quatro filhos, que mora em Mississippi, veio nos ver porque seus orgasmos tinham mudado de maneira dramática depois da remoção de seu útero e ovários 13 anos antes. “Ainda posso ter orgasmos, mas muito fracos”, disse ela. Com isso, começava a pensar “para que tanto esforço só para isso?” Na opinião de três médicos distintos, o enfraquecimento de sua resposta sexual não tinha nada a ver com a histerectomia e seus problemas eram provavelmente psicológicos. “Disseram-me que eu devia ir pra casa e tentar descobrir a razão”, Lucy disse a Laura. O marido de Lucy concordava com os médicos: “Ele estava sempre predisposto a acreditar que era um problema mental”, disse Lucy. “Ele achava que eu não queria mais ter sexo. Eu me sentia realmente como ‘uma coisa’. Isso parece que tira sua identidade.”

Lucy começou a ficar deprimida e eventualmente teve que ser hospitalizada por aquilo que ela descreveu como um ataque de nervos. “Eu estava completamente maluca”, disse ela. Ela se recuperou, mas sua resposta sexual e sua auto-estima, não. Como tantas mulheres que sofrem de disfunção sexual, Lucy nos contou que quando passava na rua e os operários de obras assoviavam, ela se sentia dolorosamente consciente de que o mundo a via como um objeto sexual. Era devastador parecer uma pessoa sexual externamente e, internamente, sentir-se como uma pessoa não-sexual, sexualmente inoperante. Ao mesmo tempo, seu marido estava cada vez mais frustrado, sentindo-se abandonado física e emocionalmente por sua mulher. À medida que a sensação de rejeição ia aumentando, ele foi se afastando dela e se tornando cada vez mais amargo e impaciente, até que, finalmente, começou a ter um caso com uma amiga do casal. Quando Lucy descobriu que seu marido estava tendo um caso com uma de suas amigas íntimas, caiu em outra depressão e, uma vez mais, foi preciso hospitalizá-la.

Quando examinamos Lucy, descobrimos que o fluxo sanguíneo em sua área genital tinha diminuído muito. A sensibilidade genital também estava baixa e sua lubrificação vaginal era mínima. Suspeitamos que as ramificações das artérias e nervos vaginais pudessem ter sido danificados durante a operação, embora fosse impossível afirmá-lo categoricamente. O que podíamos dizer sem dúvida é que, durante a segunda fase da avaliação, quando demos sildenafil a Lucy, ela conseguiu ter um orgasmo fortíssimo em menos de três minutos, usando o vibrador em nosso consultório — o primeiro com essa intensidade em 13 anos.

Laura também viu Lucy e seu marido em uma sessão de aconselhamento. O casal ainda estava tentando reparar o dano causado pelo caso que ele tinha tido e obviamente estava com muita dificuldade para se comunicar. O marido sentia um remorso terrível e Lucy ainda estava muito magoada. Era pouco provável que a mera restauração da função sexual de Lucy pudesse reparar todo o dano que o relacionamento tinha sofrido. Era óbvio que ambos precisavam de terapia sexual e aconselhamento em longo prazo e, com esse fim, Laura enviou-os para a American Association for Sex Educators, Counselors, and Therapists (Associação Americana para Educadores Sexuais, Conselheiros e Terapeutas — AASECT), uma organização que os poria em contacto com um terapeuta sexual em sua área.

A partir da primeira consulta, Lucy vinha tomando Viagra regularmente antes do ato sexual, o que, segundo ela, tinha trazido de volta seus orgasmos e melhorado o relacionamento com o marido. "Ajudou muito porque, no fundo, acho que ele achava que eu o estivesse rejeitando", contou ela. Mais que qualquer outra coisa Lucy parecia sentir uma sensação de alívio por ver que seus problemas estavam sendo levados a sério. "É bom que alguém confie na gente, depois de todos aqueles anos em que todos diziam que era minha imaginação", disse ela.

No caso de Lucy, é provável que o sildenafil tenha melhorado a resposta sexual através de um aumento da excitação e sensibilidade genital. Como ocorre com os homens, o sildenafil pode aumentar o estímulo nervoso através da liberação de óxido nítrico. Os mecanismos através dos quais o sildenafil melhora a resposta e a excitação sexuais femininas estão sendo investigados no momento em nosso laboratório. Enquanto isso, Lucy e seu marido provavelmente continuarão com a terapia de casal para tentar reparar o dano causado a seu relacionamento.

Terapia de reposição hormonal: Esse é o único tratamento com medicamentos que já foi aprovado pela FDA para mulheres com casos de problemas sexuais associados com uma queda nos níveis hormonais resultante da menopausa. A TRH convencional, que repõe os hormônios vitais que os ovários de uma mulher não produzem mais quando ela passa dos 50 anos, é altamente eficiente no tratamento dos sintomas da menopausa como quenturas e sequidão vaginal.

Em sua forma convencional, a TRH consiste em estrogênio combinado com progesterona, uma versão sintética do hormônio feminino progesterona. O estrogênio sozinho pode causar hiperplasia endometrial, um crescimento descontrolado do revestimento uterino que provoca forte sangramento. A progesterona controla esse crescimento e também protege contra o câncer endometrial. A mulher que já teve seu útero removido pode tomar estrogênio somente.

A reposição hormonal alivia sintomas de depressão, melhora níveis de energia e dá proteção contra a osteoporose, ou enfraquecimento dos ossos, que é comum em mulheres mais velhas e responsável por fraturas nos quadris e em outros ossos. Durante anos acreditou-se também que a reposição hormonal protegia a pessoa de doenças cardíacas, mas, em março de 2000, os pesquisadores de um estudo federal (ainda em andamento) com 25.000 mulheres preveniu que, ao contrário, a reposição hormonal pode fazer com que mulheres tenham um risco ligeiramente maior de ataques do coração e de infartos.

Além disso, mulheres que tiveram câncer de seio não devem fazer a reposição hormonal porque alguns cânceres mamários são estimulados pelo estrogênio. Muitos estudos indicam um pequeno aumento de câncer de seio em mulheres fazendo a reposição hormonal, particularmente se os hormônios são tomados durante mais de que uma década. Dois estudos recentes, um pelo Instituto Nacional do Câncer e o outro pela Universidade do Sul da Califórnia, descobriram riscos ainda maiores de câncer do seio quando a terapia de reposição hormonal de uma mulher incluir progesterona, sugerindo que essa última é um fator mais importante no risco de câncer que o estrogênio. Mas, de um modo geral, mulheres que fazem a reposição hormonal tendem a viver mais do que aquelas que não o fazem. Com tanta evidência contraditória, é importante que as mulheres pesem cuidadosamente sua própria saúde e a história familiar antes de decidirem fazer a TRH.

As pílulas de estrogênio, vendidas no mundo todo como Premarin — o remédio mais comercializado nos Estados Unidos —, são tomadas geralmente na quantidade de uma por dia durante os primeiros 25 dias do mês. Se você tende a esquecer de tomar pílulas, um emplastro de estrogênio na pele pode ser uma opção melhor. Os emplastros têm de 5 a 7 centímetros de largura, são colados na barriga ou nas nádegas, e liberam uma corrente constante de estrogênio que penetra no corpo. Pode-se tomar banho e nadar sem retirar o emplastro, mas é preciso mudá-lo a cada três ou cinco dias.

A progesterona também está disponível em forma de pílula. É normalmente receitada em conjunto com pílulas de estrogênio e tomada na quantidade de uma por dia nos primeiros 10 a 14 dias do mês. A progesterona impede que o revestimento endometrial engrosse, e isso reduz o risco de sangramentos e de tumores endometriais.

O estrogênio está disponível também em um anel de silicone chamado de anel vaginal estradiol, ou Estring (fabricado por Pharmacia & Upjohn), bastante semelhante ao diafragma, que é inserido na vagina durante 90 dias de cada vez. Dessa forma, o estrogênio só é minimamente absorvido pelo corpo. Alguns ginecologistas permitem que mulheres com uma história de câncer do seio usem Estring, dependendo de suas histórias e dos tipos e estágios de seus tumores. Apesar disso, qualquer mulher que tenha uma história de câncer do seio ou risco de contraí-lo deve verificar primeiro com seu oncologista. O estrogênio liberado pela vagina está disponível também em um pequeno óvulo coberto por um filme, chamado de Vagifem (fabricado por Pharmacia & Upjohn), que a mulher insere na vagina uma vez por dia durante duas semanas e, daí por diante, duas vezes por semana. O óvulo se dissolve espontaneamente e algumas mulheres acham que ele é mais fácil de usar e suja menos que os cremes de estrogênio. Esses vários sistemas têm como objetivo melhorar os sintomas locais na vagina de sequidão e irritação.

Algumas mulheres têm medo de tomar hormônios, com o argumento de que não é "natural" ou que eles têm efeitos colaterais tais como sensibilidade exagerada nos seios, retenção de água, sangramento irregular e menstruação. Como deixamos bem claro em todo este livro, consideramos que qualquer terapia alternativa convencional que já foi bem estudada em mulheres é segura e melhora os sintomas de disfunção sexual. Níveis mais baixos de estrogênio não só são associados a quenturas, osteoporose e sintomas urogenitais, mas podem também causar ansiedade, depressão e perda de memória. Por esses motivos, somos defensoras do uso de TRH nas condições adequadas. Acreditamos também que a mulher deve estar bem informada sobre suas opções e a decisão de começar ou não a TRH deve ser feita em conjunto com seu médico.

É possível que mulheres na menopausa queiram também examinar a possibilidade do modulador seletivo dos receptores de estrogênio disponível no mercado, o raloxifeno. Conhecido mais apropriadamente como modulador seletivo receptor de estrogênio (a sigla em inglês é SERM), o raloxifeno é um parente próximo do tamoxifeno, um medicamento usado para prevenir câncer mamário. Como o tamoxifeno, o raloxifeno é um estrogênio sintético que demonstrou ser capaz de prevenir o câncer mamário — em 1997, um estudo por Eli Lilly, o fabricante do remédio, descobriu que o raloxifeno reduziu o risco de câncer mamário em cerca de 70% em 7.700 mulheres. Mas esse produto é vendido sob o nome comercial Evista, principalmente para combater a perda óssea pós-menopausa.

Embora o raloxifeno não seja um substituto perfeito para o estrogênio, mulheres na menopausa com uma história de câncer mamário podem tomar raloxifeno sem perigo. O raloxifeno ajuda a prevenir a osteoporose, mas leva o dobro do tempo que o estrogênio leva para aumentar a densidade óssea. Além disso, não tem o mesmo efeito benéfico sobre os níveis de colesterol, não ajuda no caso de atrofia vaginal, e não tem qualquer efeito sobre as quenturas. Na verdade, pode até causá-las. No entanto, o fato de que o raloxifeno não causa o câncer mamário e pode até mesmo contribuir para evitá-lo despertou bastante entusiasmo a seu respeito. Nos últimos anos, alguns médicos começaram a receitá-lo para mulheres na menopausa com uma história de câncer mamário ou para aquelas particularmente temerosas de contrair esse tipo de câncer. Médicos o receitam também para mulheres que estão tendo uma menopausa relativamente fácil, mas que querem alguma proteção para seus ossos.

Finalmente, mulheres na menopausa podem aumentar seu suprimento de estrogênio naturalmente, com alimentos que contêm soja, tais como tofu, feijão-soja, leite de soja, nozes de soja ou duas ou três colheres de sopa por dia de linhaça. Para receitas e quantidades, um bom livro a ser consultado é *Estrogen: The Natural Way* (*Estrogênio: o caminho natural*), de Nina Shandler (veja a seção sobre Recursos no Capítulo 9). No entanto, é preciso deixar claro que comer grandes quantidades de estrogênio na comida sem a progesterona para equilibrar pode causar um sangramento menstrual mais forte e até câncer endometrial.

Uma última observação sobre terapia de reposição hormonal: embora normalmente receitemos estrogênio para nossas pacientes em combinação com outros medicamentos que aumentam o fluxo sanguíneo genital, o estrogênio nem sempre é totalmente eficiente para o tratamento de problemas de desejo ou excitação sexual ou com orgasmos. Na verdade, o estrogênio aumenta uma proteína no sangue chamada hormônio esteróide ligado à globulina (a sigla em inglês é SHBG) que, na verdade, se liga à testosterona, fazendo com que essa se torne indisponível para as células. Assim, a terapia de reposição de estrogênio por si só, sem a testosterona, pode, na prática, baixar os níveis de testosterona no sangue. Por essa razão, descobrimos que muitas mulheres que recebem só estrogênio poderão sofrer uma perda da libido e precisarão de testosterona.

Testosterona: A testosterona é o hormônio que influencia o desejo sexual. É geralmente considerado o hormônio "masculino" porque é responsável pelas características masculinas como pêlos faciais e a voz grossa, mas também está presente nas mulheres, embora em quantidades bem menores. Como o estrogênio, a testosterona é produzida pelos ovários e pelas glândulas adrenais e vai diminuindo no decorrer da vida de uma mulher. Níveis menores de testosterona podem gerar uma enorme variedade de sintomas. Algumas mulheres nem chegam a notar a diferença, enquanto outras são vítimas de uma queda súbita ou gradual da libido.

Ironicamente, na reposição hormonal tradicional, o estrogênio pode fazer com que o nível de testosterona da mulher caia ainda mais. Como explicamos acima, a razão para isso é que o estrogênio aumenta no sangue a quantidade da substância conhecida como hormônio esteróide ligado à globulina ou SHBG, que se combina com a testosterona, tornando-a indisponível para o organismo. Os níveis de testosterona também são reduzidos em cerca de um terço em mulheres na pré-menopausa que tiveram os dois ovários removidos.

Alguns estudos demonstraram que a testosterona realmente aumenta o desejo e melhora a resposta sexual, particularmente em mulheres cujos ovários foram retirados. Um estudo publicado no *New England Journal of Medicine*, em setembro de 2000, descobriu que o uso de um emplastro de testosterona experimental desenvolvido por Watson Pharmaceuticals pode melhorar a resposta sexual e o bem-estar psicológico em mulheres que entraram na menopausa cirurgicamente. No entanto, o uso da testosterona ainda é polêmico, e alguns profissionais da área de saúde relutam em receitá-la. Isso acontece, sobretudo, porque os primeiros estudos mostraram que, quando dada em doses altas, a testosterona tem efeitos colaterais masculinizantes, tais como o crescimento maior de pêlos e a voz mais grossa. Pode também causar aumento de peso e acne. Efeitos colaterais ainda mais sérios com altas doses incluem um aumento de níveis de colesterol e o risco de doenças cardíacas ou do fígado. Infelizmente, muitos médicos ainda acreditam que qualquer dose de testosterona vai fazer com que a mulher tenha barba ou torne-se agressiva. Outros simplesmente não têm informação sobre o papel que a testosterona representa na sexualidade feminina.

Para nós, a testosterona é tão essencial para a função sexual feminina que nenhum amante ou quantidade de estimulação sexual pode substituí-la. Tivemos um sucesso significativo quando tratamos nossas pacientes com testosterona e achamos que ela certamente tem um efeito benéfico para mulheres com pouco desejo sexual e níveis baixos de testosterona comprovados. Descobrimos também que a testosterona e o estrogênio, sozinhos ou combinados, são bons tratamentos para dores relacionadas com a atrofia ou o adelgaçamento da vagina ou dos lábios. Eles também aliviam os sintomas associados com a vulvite e a vulvadinia.

Depois de sua história médica, o primeiro passo para determinar se uma mulher precisa ou não de testosterona é um exame de sangue. Checamos três coisas: os níveis de SHBG no sangue, a quantidade de testosterona "desligada" ou livre no organismo e a quantidade total de níveis de testosterona e diidroepiandrosterona (DHEA) (descrevemos o DHEA abaixo). Os dois indicadores mais importantes são o nível de testosterona livre e a proporção em relação à testosterona total, já que, em conjunto, essas duas medidas nos dizem quanta testosterona está realmente disponível para a mulher. A amplitude normal para a testosterona total é normalmente entre 14 até 76 nanogramas por decilitro, embora a Dra. Susan Rako, autora do *The Hormone of Desire* (*O hormônio do desejo*), um dos livros mais conhecidos sobre a importância da testosterona para mulheres, estabelece como normal o âmbito de 20 até 50 nanogramas por decilitro. Concordamos com ela e achamos que qualquer coisa abaixo de 20 nanogramas por decilitro é um nível demasiado baixo, indicando que a terapia com testosterona deve ser considerada. Um problema do qual as mulheres precisam estar conscientes: os exames de sangue não são corretos em mulheres que já estão tomando metil-testosterona, um derivado sintético (e esteróide anabólico) e até o momento a única forma de testosterona vendida pelas empresas farmacêuticas. Alguns laboratórios têm meios de detectar os níveis de metil-testosterona no sangue, mas as técnicas são caras. Além disso, laboratórios diferentes têm valores normais diferentes e maneiras distintas de medir os níveis. Essas coisas precisam ser levadas em consideração quando avaliamos os níveis de testosterona de uma paciente ou começamos a reposição de testosterona.

Para mulheres depois da menopausa, o metil-testosterona está disponível em forma de pílulas no chamado Estratest ou Estratest H.S. (sigla para "half strength", ou seja, metade do poder). Mas ambos são combinações fixas de estrogênio e metil-testosterona. Estratest H.S. contém 1,25 miligrama de metil-testosterona e 0,625 miligrama de estrogênio, enquanto que o Estratest mais forte contém 2,5 miligramas de metil-testosterona e 1,25 miligrama de estrogênio. Como, às vezes as mulheres podem precisar de menos estrogênio e mais testosterona, ou vice-versa, uma combinação fixa é mais difícil de ser usada. Nessas circunstâncias, pedimos a nosso farmacêutico, o Dr. Ray Burns, da Urgent Care Pharmacy, que preparesse uma fórmula de testosterona para nós. Achamos que a dose ideal para a maioria das mulheres é entre 0,25 e 2 miligramas por dia. Essa dose mais baixa traz os benefícios de aumento da libido e da resposta sexual, e menos risco de efeitos colaterais negativos (em doses mais altas, pode causar colesterol alto, problemas no fígado, acne, ganho de peso e crescimento excessivo de pêlos na área púbica e no peito).

Estratest é um medicamento que já foi aprovado pela FDA para o tratamento dos calores da menopausa. Embora não seja aprovado pela FDA para o tratamento da perda de libido, estudos estão sendo realizados no momento para avaliar os efeitos para a libido sob condições de falta e reposição de estrogênio.

Os médicos podem obter cápsulas de testosterona para suas pacientes nas chamadas "farmácia de manipulação", geralmente farmácias independentes, ou seja, que não são parte de grandes cadeias e que fornecem doses individualizadas de testosterona. Um farmacêutico de manipulação, sempre licenciado, compra a matéria-prima de fornecedores farmacêuticos e reembala ou "manipula" essa matéria-prima de acordo com receitas escritas por médicos. Esse era o sistema da antiga farmácia da esquina, antes que as grandes companhias farmacêuticas tivessem começado a fabricar e empacotar seus próprios medicamentos.

A testosterona está disponível para farmácias de manipulação na forma de testosterona pura, testosterona proprionato, testosterona etanotato, ou como a sintética metiltestosterona. Os farmacêuticos de manipulação podem preparar doses de testosterona na forma de balas sublinguais ou de vaporizadores (*sprays*) que, ao contrário das cápsulas, não passarão pelo fígado e assim eliminarão o potencial para doenças hepáticas. A testosterona é disponível também em emplastros ou cremes. Implantes subcutâneos também já foram usados na Austrália e no Reino Unido, mas não estão disponíveis nos Estados Unidos.

Susan Rako relata que existem cerca de 2.500 farmácias de manipulação de um total de 65.000 farmácias em geral nos Estados Unidos. Se seu médico não conhece nenhuma na área onde você mora, procure na nossa seção de Recursos, no Capítulo 9. A maioria das farmácias de manipulação envia os medicamentos para qualquer parte dos Estados Unidos.

Uma de nossas pacientes que melhorou muito com a ajuda de testosterona foi Margot, uma enfermeira nas proximidades de Boston, com 38 anos e mãe de dois filhos. Ela veio à clínica queixando-se de uma perda total de desejo sexual, dizendo que não pensava mais em sexo, não tinha mais fantasias sexuais e, às vezes, sentia nojo quando alguém lhe tocava. Disse, também, que sempre tinha tido dificuldade de chegar ao orgasmo, mas que o problema tinha piorado gradualmente, primeiro depois do nascimento das crianças e depois durante uma depressão dois anos antes, que ela descrevera como uma "coisa química" sem causa aparente.

Quando estava a fim, disse ela a Laura, geralmente podia chegar ao orgasmo sozinha com um vibrador, mas não com seu marido — nem através do ato sexual nem da estimulação manual ou oral — o sexo era motivo para uma enorme frustração em seu casamento — "Está nos separando", disse ela —, e tanto ela quanto o marido estavam em aconselhamento.

Nosso exame mostrou que Margot não tinha nenhum problema médico e que suas medidas fisiológicas estavam todas normais. Mas quando avaliamos seus hormônios, descobrimos que tinha níveis muito baixos de testosterona total e livre. Receitamos metil-testosterona, depois de algum tempo fixando-nos em uma dose de um miligrama por dia.

Deu certo. Embora chegar ao orgasmo ainda continuasse a ser um desafio para Margot, passou a ser mais fácil. Ainda mais importante, Margot teve interesse em sexo pela primeira vez em anos. "Posso ter minhas fantasias outra vez, sonhar coisas, eu penso em sexo", disse ela, "o desejo voltou." O relacionamento com o marido melhorou. Os desejos redescobertos também a fizeram se sentir menos isolada e mais semelhante às mulheres a seu redor: "Agora me sinto parecida com a maioria das minhas amigas."

A testosterona também está disponível sem receita na forma de DHEA ou diidroepiandosterona, um esteróide androgênico. Aliás, o DHEA já está disponível na seção de vitaminas das farmácias e lojas de produtos naturais como um energizador há muito tempo. Mas só no último ano é que alguns médicos começaram a receitá-lo para mulheres com baixa libido. A dose padrão é 50-150 miligramas por dia, tomadas pela manhã. O DHEA está sendo testado em mulheres no momento e, em estudos sem grupos de controle com placebo, os resultados parecem promissores. No entanto, serão necessário estudos mais amplos e com grupos de controle com placebo, para que possamos avaliar completamente a eficiência desse medicamento. Algumas mulheres acham que faz efeito, mas às vezes são necessários vários meses para ver o resultado. Até o momento, o DHEA é polêmico e raramente o receitamos como primeira escolha de tratamento. O problema é que não está regulamentado pela FDA e com isso não podemos ter certeza de que exista consistência na quantidade em cada pílula. Além disso, não sabemos precisamente como funciona no organismo. Insistimos firmemente que qualquer mulher que esteja pensando em tomar DHEA consulte seu médico primeiro.

Finalmente, um aviso importante: mulheres grávidas ou tentando engravidar nunca devem tomar testosterona, porque isso pode causar problemas nos órgãos reprodutivos e genitais do feto.

Cremes de estrogênio e de testosterona: Descobrimos que esses cremes funcionam em muitas pacientes, principalmente aquelas que precisam de ajuda com lubrificação e sensibilidade. Para mulheres que estão tomando estrogênio oralmente, mas que ainda estão tendo sequidão vaginal e desconforto significativos, geralmente achamos melhor acrescentar o creme. É importante enfatizar, no entanto, que o estrogênio, na forma de estradiol, também é absorvido pelo organismo. O creme, disponível como

Estrace ou Premarin, é posto com um aplicador diretamente no interior da vagina uma vez por dia. Porque a quantidade de estrogênio absorvida pelo organismo pode ser significativa, mulheres com uma história de coágulos sanguíneos ou câncer mamário ou endometrial não devem usar o creme. Mulheres que só têm sintomas de irritação e/ou sequidão vaginal devem preferir Estring ou Vagifem, que libera uma dose baixa e contínua de estrogênio localmente no tecido vaginal.

O creme de testosterona é aplicado em pequena quantidade no clitóris e nos pequenos lábios para melhorar a sensibilidade. Também ajuda a aumentar o tecido que esteja fino e atrofiado. Muitas vezes o usamos como um suplemento para pílulas de testosterona, mas não o receitamos para problemas da libido, que é melhor tratar oralmente. Verificamos que o creme é altamente eficiente para aumentar a sensibilidade genital feminina durante a estimulação e o ato sexuais.

O creme de testosterona está disponível nas mesmas farmácias de manipulação descritas acima quando falamos de cápsulas. A dosagem que preferimos é 2% de testosterona em forma cremosa, embora essa porcentagem possa variar entre 1 e 3%, de acordo com a paciente. Deve ser aplicado três vezes por semana na hora de dormir e meia hora antes da relação sexual se não coincidir com a menstruação, em quantidades cuidadosamente medidas. Usar muito pode provocar um crescimento exagerado de pêlos genitais ou um aumento do clitóris. Como no caso das pílulas de testosterona, mulheres grávidas ou mulheres desejando engravidar não devem usar creme de testosterona.

Creme de Prostaglandina E-I: As empresas farmacêuticas estão desenvolvendo no momento um creme genital de uso tópico tanto para mulheres como para homens para aumentar a excitação e a intensidade do orgasmo. A Prostaglandina E-I (PGE_I) é um fator que relaxa o tecido de músculos lisos e, como o Viagra, ajuda a dilatar os vasos sanguíneos. A PGE_I é usada realmente para induzir contrações uterinas e já foi utilizada para provocar abortos. Antes do Viagra, uma forma sintética da PGE_I vendida com o nome de Caverject, era um dos poucos tratamentos para a impotência masculina. É eficiente, mas um pouco desagradável porque o homem tem que administrá-la ele mesmo, inserindo uma agulha na parte lateral de seu pênis uns 20 minutos antes da hora em que planeja ter sexo. Por enquanto, não sabemos o grau de eficiência do uso tópico da PGE_I em mulheres, mas o conceito é promissor.

Fentolamina: Como o sildenafil, a fentolamina é um agente que melhora o fluxo sanguíneo, e tem sido usado em injeções penianas para tratar a impotência. Atualmente, a fentolamina está sendo testada em forma oral. A Food and Drug Administration interrompeu temporariamente os testes em seres humanos depois que um estudo de dois anos mostrou que um pequeno número de ratos que tinham recebido fentolamina tinha desenvolvido tumores benignos chamados de proliferações de castanha, ou seja, de gordura ou tecido adiposo interescapular. Mais tarde descobriu-se que essas proliferações eram benignas e a interrupção foi suspensa.

Vendida pela Zonagen como Vasomax para homens e como Vasotem para mulheres, a fentolamina é um bloqueador de receptor adrenérgico de curto prazo. Essencialmente, ela atua sobrepondo-se aos nervos que bloqueiam o pênis, impedindo-o de ingurgitar e tornar-se ereto. É mais rápido que o sildenafil, cerca de 15 minutos depois da ingestão, e pode ser usado por pessoas que estão tomando medicamentos à base de nitrato para o coração. Um estudo recente com mulheres no México mostrou uma melhora na excitação sexual.

Apomorfina: A apomorfina foi usada inicialmente como um tratamento para o mal de Parkinson. O cérebro é o alvo e ela estimula a liberação de dopamina, a substância química cerebral envolvida em sensações de prazer e na ereção. Um novo tratamento com a apomorfina para ser ingerido como um tablete que é colocado sob a língua está sendo desenvolvido no momento pela TAP Pharmaceuticals em Lake Forest, Illinois. Com o nome de Uprima, esse poderia ser o primeiro medicamento para a disfunção sexual orientado para o cérebro, o ponto de partida da excitação sexual. Essencialmente, a apomorfina interfere na resposta sexual humana em um momento do processo que é anterior àquele em que o Viagra atua.

A expectativa era que a FDA iria aprovar a Uprima no ano 2000, mas, em abril daquele ano, um painel da organização mostrou preocupação com relação a seus possíveis efeitos colaterais, inclusive náusea e vômitos em alguns pacientes. Em julho de 2000, a TAP retirou sua solicitação para a aprovação nos Estados Unidos. No momento em que escrevemos, a TAP estava planejando submeter sua solicitação uma vez mais, depois de coletar dados adicionais de testes que estariam sendo concluídos no fim de 2000.

Como o Vasomax, a Uprima funciona em cerca de 15 minutos. É seguro para pessoas que tomam medicamentos à base de nitrato para doenças cardíacas. Sua maior desvantagem é que provoca náusea e vômitos e até desmaios em alguns pacientes.

L-Arginina e ioimbina: Uma combinação de L-Arginina, um aminoácido disponível sem receita nas lojas de produtos naturais, e ioimbina, um pó feito da parte interior do tronco da árvore da ioimbina na África Ocidental, está sendo testada no momento. A L-Arginina é conhecida há anos como um suplemento alimentar e de vitaminas, mas, recentemente, atraiu mais interesse porque é um precursor para a formação de óxido nítrico, que, hoje sabemos, é um mediador da resposta sexual tanto em homens como em mulheres. A ioimbina já é conhecida também há muitíssimo tempo como um remédio natural usado para melhorar a libido. Algumas pessoas dizem que ajuda a melhorar as ereções masculinas, mas muitos médicos acham que é um tipo de placebo que funciona porque os homens acham que irá funcionar. A ioimbina é um bloqueador alfa-adrenérgico que tem sido usado para o tratamento da disfunção erétil masculina. Os resultados em homens não foram promissores.

Estamos interessadas em ver como a ioimbina irá funcionar em combinação com a L-Arginina. As duas juntas estão sendo avaliadas para o tratamento de distúrbio de excitação sexual em mulheres na pós-menopausa e os resultados iniciais parecem promissores.

O Eros-CTD (dispositivo para terapia clitoriana): Em maio de 2000, esse se tornou o primeiro tratamento para a disfunção sexual feminina a ser aprovado pela FDA. Desenvolvido pela UroMetrics Inc., o dispositivo para terapia clitoriana é essencialmente uma pequena bomba com um acessório a ele conectado que se encaixa sobre o clitóris e o tecido a seu redor. O dispositivo fornece uma ligeira sucção, simulando os efeitos de sucção do sexo oral e estimulando o fluxo sanguíneo para a área. Não foi desenhado para substituir o vibrador, mas realmente provoca o orgasmo em algumas mulheres. É possível que o dispositivo também evite a fibrose (depósitos de colágeno), que, com o envelhecimento, pode se acumular nas artérias que levam ao clitóris. Embora algumas mulheres com problemas de excitação sexual gostem de usar o Eros-CTD apenas para efeitos de estimulação, como, com o uso regular, ele também pode prevenir a fibrose clitoriana, é possível que, além do papel terapêutico, venha a desempenhar um papel preventivo.

Cirurgia "para poupar nervos" (Nerve-sparing surgery): Foi no início da década de 80 que Patrick C. Walsh, um urologista, professor e presidente do Johns Hopkins Brady Urological Institute, desenvolveu aquilo que é, às vezes, chamado de "procedimento Walsh" ou prostatectomia radical "para poupar nervos". Essa é hoje a operação padrão para o tratamento do câncer da próstata que preserva a ereção em muitos pacientes. Antes da contribuição significativa do Dr. Walsh, e até a década de 70, os homens estavam nessa mesma situação em que as mulheres ainda se encontram hoje. Ou seja, a classe médica não tinha uma idéia precisa das causas para a disfunção erétil e não sabia a localização dos nervos e dos vasos sanguíneos responsáveis pelas ereções normais.

Como o próprio Dr. Walsh relata em seu livro, *The Prostate: A Guide for Men and the Women Who Love Them* (*A Próstata: Um Guia para Homens e para as Mulheres que os Amam*) duas coisas aconteceram. Em primeiro lugar, novos métodos cirúrgicos no fim dos anos 70 fizeram com que houvesse menos perda de sangue na operação e que essa se tornasse mais segura. Em segundo, o novo "campo sem sangue", como dizem os cirurgiões, lhes permitiu realmente ver o que estavam fazendo. O Dr. Walsh descobriu que os feixes de nervos microscópicos que correm na direção dos corpos esponjosos e eréteis no pênis, na verdade, estão fora da cápsula da próstata — e, com isso, o cirurgião poderia livrar-se do câncer e ainda assim evitar ter que cortar os nervos. Até então, esses nervos quase sempre eram danificados durante a cirurgia, simplesmente porque os médicos não sabiam de sua existência. Quando os descobriram, aprenderam como evitá-los. Como conseqüência das técnicas do Dr. Walsh, os urologistas começaram a cortar com mais cuidado e os pacientes quase sempre podiam manter a capacidade de ter ereções. O mesmo acontece hoje em dia com cirurgiões colorretais que realizam ressecções retais em homens (embora às vezes a cirurgia para poupar nervos não possa ser realizada em pacientes com câncer retal).

No caso das mulheres, estamos talvez pelo menos meio século atrasados. Por mais incrível que pareça, sabemos menos a respeito da anatomia pélvica feminina do que sabíamos há 30 anos sobre a anatomia genital masculina. Nosso objetivo é definir a anatomia pélvica feminina e, em especial, os caminhos dos importantes nervos e vasos sanguíneos que vão para a área genital. A partir daí, esperamos desenvolver cirurgias pélvicas para poupar nervos em mulheres, semelhantes às realizadas nos homens. O que sabemos é que os nervos e vasos sanguíneos que são importantes para os genitais se originam na medula espinhal. Mas não sabemos com 100% de certeza seu relacionamento com o útero, com o colo do útero e com a vagina. Se soubéssemos, talvez pudéssemos repensar a forma de realizar histerectomias e outras cirurgias pélvicas. Essa falta de conhecimento foi o que provocou o interesse de Jennifer nessa área durante seu treinamento clínico como residente. O que a surpreendeu também foi o fato de que seus professores cirurgiões sabiam relativamente pouco sobre a anatomia sexual feminina por comparação à masculina e que poucos esforços estavam sendo realizados para reduzir essa discrepância entre os sexos.

Jennifer tem como objetivo identificar essas estruturas e desenvolver operações que poupem nervos especificamente para mulheres. Com base em nossa pesquisa até o momento, sabemos que existem feixes de nervos e de artérias ao longo da parte lateral do colo do útero. (Veja Figura 5.2.) A questão é qual é o curso exato que esses nervos seguem do interior da pelve para as estruturas genitais, e como podemos modificar as técnicas cirúrgicas para preservá-los. Um método que estamos investigando no caso da histerectomia (para doenças benignas, não câncer) envolve dissecção cuidadosa no nível do colo do útero que poupa tanto quanto possível os ligamentos uterossacrais e cardinais. Também é possível que o isolamento da artéria uterina, tentando poupar as ramificações vaginais, evite danos.

Tratamentos para o prolapso do assoalho pélvico variam, dependendo da extensão do problema e do tipo de sintomas. Hoje em dia, a cirurgia para incontinência é muito menos invasiva do que há dez anos e é, normalmente, realizada sem internação do paciente. A forma mais comum dessa cirurgia envolve a colocação de uma tipóia ou rede para sustentar a bexiga que está caída. Procedimentos menos invasivos incluem injeções de colágeno e de um novo material sintético no interior da uretra para aumentar a resistência e evitar escapes.

Figura 5.2 Nervos e artérias para o útero e vagina, local de danos durante cirurgia

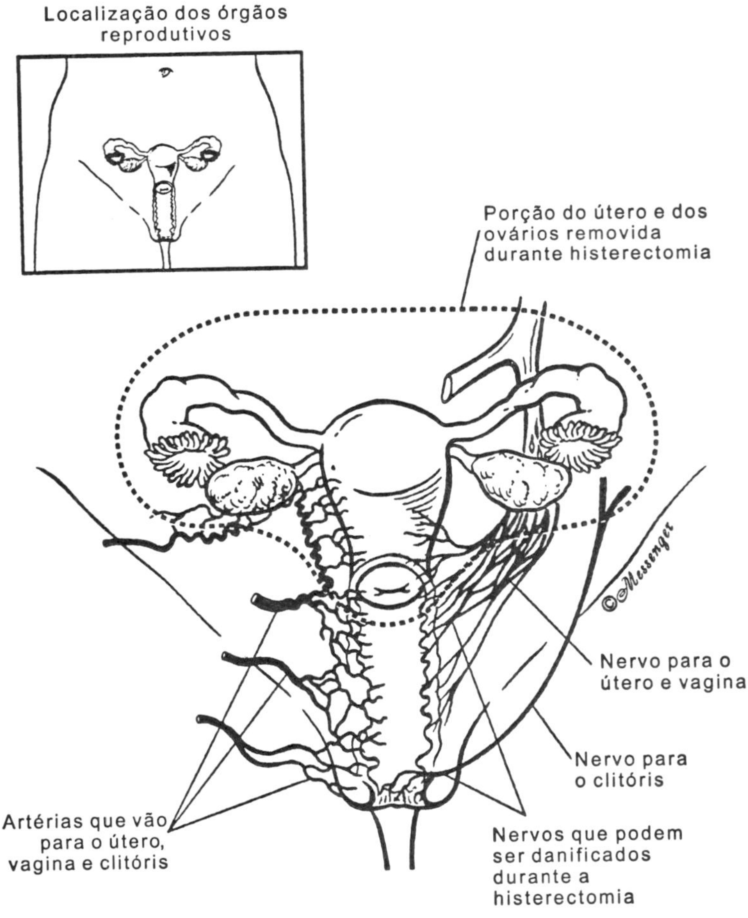

Até recentemente, urologistas e ginecologistas que se especializavam nos problemas do assoalho pélvico concentravam-se primordialmente em restaurar a anatomia e a função urinária e intestinal normal. Com o Dr. Schlomo Raz no Centro Médico da UCLA, Jennifer espera contribuir para novas técnicas cirúrgicas para melhorar ou restaurar a função sexual em mulheres que são submetidas a cirurgias pélvicas.

Uma alternativa para a cirurgia é a estimulação elétrica do nervo pélvico. Isso envolve o uso de pequenas doses de corrente elétrica para fortalecer os músculos que sustentam o assoalho pélvico ao mesmo tempo que os músculos da bexiga são relaxados. Testes clínicos com esses dispositivos mostraram que eles são extremamente promissores para mulheres com sintomas de freqüência e urgência urinária e dores. No futuro estaremos examinando dispositivos como a Terapia Medtronic Interstim para o tratamento da disfunção sexual feminina. Aumentando os impulsos nervosos para a vagina, o útero e o clitóris, a estimulação e o orgasmo podem ser melhorados, particularmente em mulheres com nervos danificados. Algumas medicações, biofeedback* e exercícios Kegel também podem ajudar a diminuir os sintomas.

É importante enfatizar que muitas mulheres não têm quaisquer problemas com sua função sexual após cirurgias

---

* "Técnica de treinamento que capacita um indivíduo a adquirir um certo componente de controle voluntário sobre as funções orgânicas autônomas", segundo o *Dicionário Médico Stedman*, 25ª edição. (*N. da T.*)

pélvicas, inclusive a histerectomia. Mas é importante que as pacientes conversem com seus médicos antes de as operações serem realizadas, e estejam preparadas para a possibilidade de mudanças em sua função sexual depois da cirurgia.

Mudanças de Medicação: Muitos medicamentos, especialmente antidepressivos, podem causar disfunção sexual, como explicamos no Capítulo 4. No entanto, alguns antidepressivos podem ter um efeito menos adverso, entre eles Celexa, Serzone e Wellbutrin. Em maio de 2000, um estudo dirigido pelo Dr. R. Taylor Seagraves do Colégio de Medicina da Case Western University, descobriu que 15 entre 51 mulheres que tinham muito pouco ou nenhum desejo sexual sentiram esse desejo aumentar depois de tomar Wellbutrin. O estudo foi financiado pela Glaxo Wellcome, fabricante do Wellbutrin. É possível que anticoncepcionais orais também devam ser reavaliados, mudando para uma dose menor ou, em alguns casos, trocando por um tipo diferente de preservativo.

As mulheres que acreditam que medicamentos estão lhe causando problemas sexuais devem conversar com seus médicos sobre a possibilidade de mudar a medicação ou diminuir a dose.

Tratamento para outros problemas físicos: Mulheres que têm disfunção sexual causada por doenças cardíacas, pressão arterial alta, colesterol alto, diabetes, o hábito de fumar ou outros problemas físicos precisam primeiro tratar da condição original. Em alguns casos, cuidando da doença principal pode melhorar ou resolver o problema sexual sem qualquer outro tratamento.

Boa saúde: Como é o caso com muitos outros problemas, os problemas sexuais podem melhorar com hábitos saudáveis. As mulheres devem se exercitar regularmente, seguir uma dieta não muito gordurosa, dormir o suficiente, beber bebidas alcoólicas com moderação e não fumar (veja o Capítulo 8 para os efeitos positivos do exercício na função sexual). Também devem fazer sexo — um bom hábito, porque mantém o sangue fluindo para a área genital. O velho provérbio "se você não usa alguma coisa, você a perde" pode bem ser verdade no caso da função sexual, tanto em homens quanto em mulheres.

Terapia

A psicoterapia é a base para todos os tratamentos bem-sucedidos de disfunção sexual e provavelmente isso não mudará no futuro. Há dois tipos de terapia que ajudam a melhorar a disfunção sexual. Uma é a terapia sexual, que se concentra especificamente nos problemas sexuais, ou, em um casal, no relacionamento sexual. Outra é a psicoterapia padrão, que geralmente focaliza as emoções e os problemas de relacionamento. Quando essa envolve dois parceiros, é chamada de terapia de casal. O aconselhamento, outra intervenção útil, é normalmente mais semelhante a um programa educacional de curto prazo, que dá à mulher informações sobre anatomia, práticas sexuais, vibradores, outros dispositivos sexuais e assim por diante. Em nossa clínica, muitas vezes acabamos por fornecer uma espécie de terapia combinada, que abrange todos os três tipos.

A terapia sexual é simplesmente outra forma de terapia oral, para casais ou individual. A terapia sexual individual é necessária quando a história ou a saúde emocional da mulher está afetando sua vida sexual, como é o caso de abuso sexual na infância. O problema pode fazer com que a mulher tenha demasiado constrangimento e ansiedade com relação a sua sexualidade. Na terapia sexual com casais, o terapeuta teoricamente assume o comando do relacionamento sexual do casal para ajudá-los a redefini-lo. O ato sexual, normalmente uma fonte de grande tensão, é temporariamente retirado do relacionamento. A idéia é construir o relacionamento sexual da base para cima, sem as pressões ou expectativas de performance sexual, para que o casal possa trabalhar e melhorar a comunicação sexual e efetivamente solucionar o conflito sexual.

De um modo geral, a rotina é que o casal visite o terapeuta para uma hora de conversa uma vez por semana e, além disso, o terapeuta lhes passe "deveres de casa". Normalmente, solicita-se ao casal que comece com toques sensuais. A idéia é ir passando por todos os estágios da intimidade sexual vagarosa e constantemente, permitindo que o casal construa sua comunicação e técnicas sexuais no processo. A terapia sexual também permite ao casal identificar as lacunas no relacionamento que afetam negativamente sua sexualidade. (Para mais detalhes sobre terapia sexual, veja os Capítulos 6 e 7.)

Muitas vezes, surgem questões sérias emocionais e de relacionamento, como problemas com ressentimento, raiva, a educação dos filhos, intimidade, auto-estima ou as grandes mudanças da vida. Esses conflitos podem transformar a terapia sexual em uma terapia de casal mais tradicional. Na maioria das vezes, o tratamento envolve uma combinação interativa de terapia de casal geral com terapia sexual.

Janet tinha apenas sete anos quando sofreu abuso sexual por parte de seu cunhado, de 19 anos, que a forçou a fazer sexo oral com ele. O abuso continuou até seus 13 anos. Quando ela veio nos ver, já tinha 35 anos, era casada, tinha dois filhos e estava dando aulas em uma creche em Boston. Embora Janet tivesse discutido a questão do abuso com sua família já há bastante tempo e tinha a sensação de ter recebido apoio naquele momento, eventualmente havia começado a se perguntar se estava realmente "bem com relação a isso" — como se expressou em sua entrevista com Laura. Outra de suas preocupações era a possibilidade de que o abuso pudesse estar à base dos problemas sexuais em seu casamento.

Janet só conseguia chegar ao orgasmo por auto-estimulação, disse-nos ela, mas nunca tinha conseguido ter um com seu marido, ou com qualquer outra pessoa. Ela "se fechava" quase no momento em que chegava ao orgasmo. "Meu corpo fica tremendo", disse Janet, "e eu fico, fico, fico ali. Isso me deixa louca." O marido tinha reagido ao problema da esposa evitando o sexo e os dois estavam tendo aconselhamento para casais. Janet chorou quando descreveu para Laura o impasse que tinha em casa: "Meu marido me disse outro dia: 'O que é que vamos fazer se não conseguirmos resolver o problema? Uma vida sem sexo? Não podemos. Vamos ter que nos divorciar.'"

Laura disse a Janet que a resposta de "fechar-se" poderia ser uma espécie de reação automática que muitas crianças usam para conseguir agüentar o abuso sexual de longo prazo. Para sobreviver ao abuso na medida em que ele ocorre, as crianças tendem a se desassociar da ocorrência, ou esvaziando a mente totalmente, ou imaginando mundos fantásticos que as levam para longe do horror de onde realmente estão. À época, isso é uma técnica importante para a sobrevivência, mas pode se estender inconscientemente durante a vida adulta. No caso de Janet, influenciava a maneira como ela sentia sua sexualidade. Para sobreviver ao abuso, Janet tinha excluído toda a consciência e as emoções a ele relacionadas. No entanto, já adulta, ainda se desligava durante a atividade sexual, mesmo com seu próprio marido.

Janet tinha tentado Viagra, e o tinha tomado várias vezes com pouco resultado. Isso não nos surpreendeu. O sildenafil é mais eficiente quando os problemas primários são fisiológicos e não emocionais. Mas o Viagra convenceu Janet de que o que ela precisava fazer era explorar seus sentimentos sobre o abuso, seu relacionamento com o marido e sua própria sexualidade. Laura lhe avisou que provavelmente seria extremamente doloroso começar a falar abertamente sobre sua história de abuso. Ela teria provavelmente que revisitar o trauma e ir passando através dele emocionalmente, quase como se estivesse sofrendo a morte de um ente querido uma segunda vez. Janet disse que estava pronta para tudo.

À medida que Janet começou a ver Laura regularmente para psicoterapia, seus sentimentos explodiram. Ela disse a Laura logo depois que suas sessões começaram: "Eu não tinha idéia da confusão em que estava." À medida que o tempo foi passando, Janet começou a sentir raiva de sua família por aquilo que ela agora achava ter sido uma reação inadequada. Embora eles tivessem acreditado nela e feito tudo para que tivesse aconselhamento, não tinham denunciado o cunhado ou sequer contado a verdade para o resto da família. Com isso, Janet continuava sendo forçada a ver o cunhado nos eventos familiares. Ela tinha ainda mais raiva da irmã, embora essa já tivesse pedido o divórcio anos antes.

Eventualmente, Janet tinha também falado sobre o assunto com seus outros irmãos, a quem ninguém tinha contado nada antes. Embora eles a tenham apoiado, falar sobre o abuso trouxe ainda mais lembranças à tona, e lhe forçou a lembrar mais detalhes. Com isso, Janet entrou em uma depressão profunda, e não conseguia dormir ou controlar o choro. Em um determinado momento, ela disse a Laura que não conseguia tirar da cabeça uma imagem de sua sobrinha com um pênis na boca. "Nada que eu faça tira a imagem de minha cabeça", disse ela, "fica só batendo, batendo, batendo." A dor emocional ficou tão incontrolável, que Janet começou a ter fantasias sobre sua própria morte, o que chamamos de ideação suicida. Laura não acreditava que havia um risco sério de Janet tirar sua própria vida, já que a paciente não tinha qualquer plano para executar um suicídio. Na verdade, Laura tinha certeza absoluta de que Janet nunca realizaria essa fantasia, mas, apesar disso, a monitorava cuidadosamente.

Com a ajuda de medicação antidepressiva e para controlar a ansiedade, e, depois de poucos meses, à medida que setembro e o começo do ano escolar se aproximavam, Janet passou a apresentar melhoras. Ela disse a Laura que achava que tinha quase "se permitido" ter sua crise nos meses de verão.

Apesar disso, e de forma nada surpreendente, a vida sexual de Janet tinha simplesmente deixado de existir. À medida que ia se curando, ela e o marido, que lhe tinha dado todo o apoio durante a crise, decidiram que precisavam recomeçar do princípio. Hoje, Janet acredita que o abuso ainda não foi esquecido totalmente. "É um processo que acho que vai levar anos", disse ela a Laura — mas, apesar disso, sente-se saudável o suficiente para esforçar-se para melhorar seu casamento. Ela e o marido começaram a fazer terapia sexual com Laura e o tratamento se concentrará em ajudar Janet a recuperar sua vida sexual em seus próprios termos.

As pessoas muitas vezes perguntam se a terapia sexual realmente funciona. Nossa resposta é que, para que ela funcione, é preciso que o casal esteja envolvido e realmente interessado e tenha um bom relacionamento com um terapeuta sexual qualificado.

Os medicamentos para tratar a disfunção sexual, como sildenafil e testosterona, facilitaram muito o trabalho do terapeuta sexual. Muito de nosso trabalho no passado concentrava-se em lamentar uma perda da função sexual que, hoje sabemos, pode ter uma base médica. Hoje, como somos mais capazes de tratar os problemas físicos, a terapia sexual também tem mais sucesso.

CAPÍTULO SEIS

A Sexualidade Através do Ciclo Vital

A sexualidade de uma mulher é como uma viagem, sempre em mutação, nunca estática. Os desejos e as respostas sexuais fluem e refluem, mudando com a adolescência, com os primeiros anos da vida adulta, com o casamento ou a vida em comum com um parceiro, com a gravidez, a educação dos filhos, a menopausa e o envelhecimento. A sexualidade está sempre presente, de uma forma ou de outra. As crianças, na verdade, são sexuais desde o nascimento.

Neste capítulo examinaremos as expectativas que a mulher pode ter à medida que ela realiza essa viagem sexual pela vida afora. Para que uma mulher possa entender como suas primeiras experiências na infância e na adolescência, em particular as atitudes de seus pais, afetaram sua sexualidade, ela deve tentar descobrir onde e como problemas sexuais podem ter-se desenvolvido. Aline Zolbrod, em seu livro *Sex Smart: How Your Childhood Shaped Your Sexual Life and What to Do about It* (*Conhecendo o sexo: como sua infância modelou sua vida sexual e o que fazer sobre isso*), focaliza a maneira como as primeiras experiências da infância modelam a forma como os adultos sentem suas vidas sexuais e discute meios de abordar os conflitos existentes. A nosso ver é importante que as mulheres entendam o que devem esperar com relação às mudanças sexuais que acontecem no decorrer de suas vidas e as razões para essas mudanças.

Infância

Em um passado não muito recente, acreditava-se que, do nascimento até a pré-adolescência, a sexualidade era inexistente, e se por acaso se manifestasse de alguma forma, era considerada inapropriada ou até perigosa. Hoje sabemos que sensações sexuais em crianças são um processo normal e saudável e que um relacionamento terno, seguro e fisicamente carinhoso entre a criança e a pessoa que cuida dela primordialmente não é sexual. Ao contrário, ele é essencial para que a criança seja capaz de formar relacionamentos amorosos quando adulta. Crianças adoram um abraço apertado, e embora possam ser demasiado jovens para entender as conexões desses abraços com sua vida sexual futura, sabem que a proximidade física é uma coisa agradável.

A masturbação pode ocorrer desde o momento em que a criança descobre seus genitais. Uma paciente nos relatou que a primeira vez que seu filho, sentado na banheira, percebeu seus genitais, estendeu a mão para agarrá-los, imaginando, talvez, que aquilo fosse apenas um brinquedo a mais. Mas, pensando que era um brinquedo, apertou-se com bastante força e, surpreso, rapidamente retirou a mão. Mas, em geral, as crianças aprendem bem cedo que tocar seus genitais dá prazer e naturalmente tendem a repetir algo que "é gostoso". A maioria das crianças brinca com seus genitais simplesmente porque a experiência é agradável e relaxante. Na verdade, existem até casos documentados de crianças que foram observadas tendo orgasmos com apenas seis meses (isso ocorre sem ejaculação nos meninos porque os testículos não produzem esperma ou fluido seminal até a puberdade). É óbvio, pelos sintomas físicos descritos, tais como respiração ofegante e impulsos pélvicos reflexos durante a estimulação sexual contra um travesseiro ou brinquedo de pelúcia, por exemplo, que elas estão simplesmente fazendo o que lhes dá prazer.

Infelizmente, muitas de nossas pacientes aprenderam desde pequenas que a área genital era uma coisa suja e que se tocar estava errado ou era até pecado. A reação dos adultos era, muitas vezes, dar-lhes um tapa na mão, ou retirá-la, zangados, dos genitais, o que obviamente contribuía para que a criança se sentisse envergonhada e culpada de suas sensações sexuais. Como vemos com demasiada freqüência em nossos pacientes, a criança facilmente internaliza esses sentimentos negativos com relação ao sexo, o que pode vir a influenciar sua vida futura. A mulher que, quando criança, ouvia a mãe lhe dizer repetidamente que a masturbação e os sentimentos de prazer que dela resultam eram pecado, pode ter dificuldade de se abrir sexualmente quando adulta. Em alguns casos, ela pode até sentir-se constrangida com relação a seu corpo nu e ter vergonha de seus sentimentos sexuais.

Os pais não devem se assustar quando crianças demonstram sentimentos sexuais. Quando crianças vêem seus pais nus e invariavelmente apontam e perguntam "o que é isso?", os pais devem lhes dizer a verdade, usando as palavras corretas como vagina, pênis, seios e ânus. A gíria negativa pode dar a impressão de que há algo vergonhoso a respeito dessas partes do corpo. A próxima questão normalmente é "posso tocar?". Nesse caso, a resposta deve ser "não, isso pertence à mamãe ou ao papai, assim como o seu pênis ou sua vulva pertence a você".

Esse é um bom momento para conversar com as crianças sobre toques inapropriados — ou seja, seu corpo é seu, você tem o controle dele, e não deve permitir que ninguém o toque de uma maneira que você não queira. Se isso acontecer, a criança deve aprender a contar a seus pais ou a outra pessoa de confiança que cuida dela. Ao mesmo tempo, deve-se também dizer à criança que um outro adulto nunca lhe pode contar segredos, nem lhe fazer coisas que ela não possa contar a seus pais. As crianças devem ser encorajadas a sentir-se seguras, dividindo qualquer coisa com seus pais. Isso ajudará a proteger seus filhos no futuro e preparará o caminho para conversas futuras sobre sexo seguro, Aids e outras preocupações da adolescência. Como vimos no caso de Janet, no Capítulo 5, uma criança que esconde suas preocupações ou os abusos a que foi submetida sofrerá por isso quando adulta.

Quando as crianças perguntam de onde vêm os bebês, responda suas perguntas de maneira direta e sem constrangimento. Mas não é preciso lhe dizer tudo quando ainda for muito pequena. Embora a idade varie muito de criança para criança, mais tarde, normalmente aos 9 ou 10 anos, quando elas fizerem perguntas mais específicas, assegure-se de que lhes está fornecendo mais do que as informações biológicas básicas. As crianças precisam entender que o sexo é uma experiência emocional e agradável, e precisam também saber os valores que você associa a isso. Lembre-se de conversar tanto com meninos como com meninas sobre menstruação e sensações sexuais e também de incluir temas como a Aids, outras doenças sexualmente transmissíveis, prostituição e abuso sexual. As crianças irão ouvir sobre esses assuntos no colégio ou na televisão, e é importante que elas aprendam os fatos primeiramente — e corretamente — de você. Muitos adultos que hoje têm problemas sexuais teriam conseguido evitá-los se seus pais tivessem sido sinceros com eles sobre essas questões.

Os pais devem também falar com seus filhos sobre orientação sexual. Embora o momento adequado varie com cada criança, nos últimos anos do ensino fundamental, a maioria delas já ouviu falar de homossexualidade e é importante transmitir informações precisas que reflitam os seus próprios valores. Embora muitas crianças não estejam cientes de sua própria orientação sexual até os primeiros anos da adolescência, algumas sentem-se diferentes das outras de seu próprio gênero ainda quando muito pequenas.

Com toda a informação sexual que você dê a seus filhos, enfatizamos que informação não significa permissão. Um estudo após o outro demonstra que, quanto mais informação uma criança tiver sobre sexo, mais sábias serão as decisões que ela tomará em sua vida futura.

Adolescência

A adolescência é o período de transição da infância para a idade adulta, e é marcada por mudanças físicas e de humores e pela presença da autoconsciência que é o marco da puberdade. A puberdade, a transformação da imaturidade para a maturidade sexual, normalmente começa a qualquer momento entre as idades de 8 e 13 anos e se estende até os 18 ou 19. A maioria das meninas chega à puberdade mais ou menos na mesma época em que o fizeram suas mães, mas hoje em dia muitas estão começando bem mais cedo. Com isso, os médicos vêm sendo forçados até a reajustar os padrões mencionados em muitos dos livros de medicina, que estipulam, normalmente, que só 1% das meninas com menos de 8 anos mostra sinais de puberdade.

Em 1999, na publicação *Pediatrics*, por exemplo, o Dr. Paul B. Kaplowitz, a Dra. Sharon E. Oberfield e membros da Lawson Wilkins Pediatric Endocrine Society concluíram que o aparecimento do desenvolvimento do seio foi percebido em meninas brancas americanas até mesmo com 7 anos e em meninas afro-americanas com cerca de 6 anos. Os médicos ainda não sabem explicar esse aparecimento prematuro da puberdade, mas especulam que poderia ser causado por uma alimentação melhor, menos doenças, obesidade infantil, hormônios presentes na carne e no leite, ou exposição a inseticidas. De qualquer forma, a idade da menarca, o primeiro período menstrual de uma menina, vem caindo continuamente nos Estados Unidos durante o último século. Em 1890, a idade da menarca nos Estados Unidos era, em média, 15 anos. Hoje não chega nem a ser 12 anos e meio, segundo um estudo de 1997 com 17.000 meninas, publicado na *Pediatrics*.

Nas meninas, a puberdade começa quando três glândulas importantes do sistema endócrino — o hipotálamo, a glândula pituitária e os ovários — começam a produzir hormônios. O sistema endócrino é o nome dado à rede de glândulas e tecido glandular que secretam hormônios no corpo. O hipotálamo é a porção do cérebro que tem o controle primário sobre o sistema endócrino. A pituitária é uma glândula do tamanho de uma bolota que fica na base do cérebro. Os ovários na pelve secretam tanto estrogênio quanto testosterona.

Os "botões" dos seios se desenvolvem primeiro, já entre 6 ou 7 anos, como discutimos acima, mas, normalmente, a qualquer momento entre 8 e 11 anos. Muitas meninas dão também um salto em termos de crescimento e de peso nessa época. O pêlo púbico aparece, acompanhado, um ano depois, por pêlo nas axilas e um aumento na quantidade de suor produzido pelas glândulas embaixo do braço. Os lábios genitais aumentam, e também a vagina e o útero. Gordura corporal se acumula nos quadris e nas nádegas dando à menina o começo das curvas femininas. A testosterona aumenta a produção de óleo nos poros da pele, o que pode causar acne. Mudanças súbitas de humor, constrangimento e autoconsciência do próprio corpo são sintomas comuns e normais nessa idade.

A menstruação normalmente começa entre as idades de 11 e 14 anos nos países desenvolvidos e, muitas vezes, é precedida por um corrimento vaginal esbranquiçado, composto de secreções das paredes vaginais, que ocorre de 6 meses a um ano antes da menarca. Embora os períodos menstruais possam ser irregulares durante os primeiros anos, porque a ovulação nem sempre ocorre, a menina pode engravidar desde o momento em que começa a menstruar.

Esse também é um momento crucial no desenvolvimento da identidade e da orientação sexual. Embora alguns relatos indiquem que é mais comum para meninos experimentarem a homossexualidade na adolescência, as meninas também o fazem. Mas pode haver muita culpa associada à experiência, especialmente entre meninas cujas famílias têm atitudes negativas com relação à homossexualidade. Infelizmente, meninas e meninos que suspeitam ser homossexuais têm muito mais probabilidade que outras crianças de sofrer de depressão, de abusar de drogas e de bebidas alcoólicas e de tentar suicídio. Com efeito, quase 30% dos suicídios de adolescentes nos Estados Unidos são levados a cabo por jovens homossexuais. As meninas e meninos com sorte são aqueles cujos pais tiveram o tipo de atitude que os deixou se sentirem confortáveis com sua orientação sexual e que puderam conversar com seus pais sobre suas dúvidas e temores. Ainda mais importante, esses pais fizeram com que eles se sentissem seguros de que sua orientação sexual não tinha nada a ver com o amor que lhes tinham.

Tanto as meninas que irão se tornar homossexuais como as que irão se tornar heterossexuais passam, nesse momento, por uma fase em que estão intensamente conscientes de seus próprios sentimentos sexuais. A menina pode notar um certo formigamento em seus genitais quando vê alguma coisa que a excita, como um filme romântico, ou pode excitar-se com um pensamento erótico. Há uma diferença clara entre a sexualidade que ela sentia quando criança, quando essa tinha como foco o que sentia acerca de seu próprio corpo. Agora a sexualidade começa a relacionar-se com seus sentimentos a respeito de outras pessoas.

Embora algumas meninas possam ter sexo com 12 anos de idade ou até menos, o mais normal nessa fase é uma grande quantidade de atividade sexual do tipo "prática" preliminar e sem inlocução — beijos, toques, horas gastas olhando fixo para o rosto de um parceiro romântico. Quando a menina chega aos 15 ou 16 anos, ela normalmente tem muito desejo sexual, mas nenhum meio de saber como traduzir esse desejo em uma ação aceitável ou apropriada. A educação sexual é essencial nessa idade, assim como informações sobre opções de preservativos e os riscos de gravidez, da Aids e de outras doenças sexualmente transmissíveis. Observamos que meninas que recebiam esse tipo de ajuda se sentiam mais confortáveis com sua própria sexualidade na idade adulta. E, ao contrário de encorajá-las a ter sexo, uma abordagem aberta lhes deu a força para fazer exatamente o oposto, isto é, para dizer "não" até que estivessem prontas. Sugerimos que os pais de adolescentes encorajem a comunicação franca e tentem conversar sobre relacionamentos e sexualidade. Embora adolescentes normalmente se retraiam e se afastem de seus pais nesse estágio de seu desenvolvimento, achando que esse tipo de discussão é mais semelhante a "conferências", é preciso que eles sintam que as linhas de comunicação estão abertas se essas forem necessárias ou desejadas.

Nos Estados Unidos, em 1995, metade das meninas entre as idades de 15 a 19 anos havia tido relações sexuais, o que representa, na verdade, uma pequena queda com relação a anos anteriores. As estatísticas são do Levantamento Nacional de Crescimento Familiar (National Survey of Family Growth), um estudo nacional conduzido entre mais de 10.000 mulheres pelo Departamento de Saúde e Serviços

Humanos dos Estados Unidos. Em 1990, o departamento descobriu que 55% das meninas entre 15 e 19 anos tinha tido relações sexuais. Talvez ainda mais revelador é o fato de que, no levantamento de 1995, quase um quarto das adolescentes que tiveram relações sexuais descreveu a experiência como "voluntária, mas não desejada", querendo dizer com isso que provavelmente foram pressionadas por namorados, amigos ou expectativas sociais.

Nessa fase, as meninas geralmente ficam confusas sobre quando se tornar sexuais e se estão ou não prontas para isso. É preciso que a decisão seja delas, mas muitas vezes elas mesmas não conseguem distinguir se honestamente desejam ter sexo, ou se apenas querem agradar a seu parceiro. É preciso que a menina se pergunte qual é seu grau de envolvimento no relacionamento e por que razão acha que quer ter sexo; por exemplo, será porque está apaixonada, porque sente que se não o fizer ficaria isolada de seus amigos que já o fizeram ou, simplesmente, porque está curiosa? Essas perguntas ajudam o adolescente, seja ele menino ou menina, a tomar uma decisão com uma base boa. Se a menina decidir ter relações nessa fase, ela se sentirá melhor emocionalmente se praticar o sexo seguro e se estiver próxima de seu parceiro. Embora algumas meninas consigam conversar com seus pais sobre suas experiências, muitas não o fazem. A maioria se sente culpada de ter que mentir para seus pais, o que não contribui para o grau de conforto que terão com respeito ao relacionamento sexual.

Algumas meninas aprendem nessa fase a se masturbar, como uma forma saudável e segura de aliviar a forte tensão sexual da adolescência. Isso também lhes ensina que existem outras formas de ser sexual que unicamente o ato sexual propriamente dito. A auto-estimulação contribui para que as meninas se sintam mais confortáveis com seu próprio corpo e ajuda a lançar as bases para uma auto-imagem positiva. Além disso, faz a jovem mais consciente de seu corpo e como ele responde, o que invariavelmente a ajudará a obter satisfação sexual. E só porque uma menina se auto-estimula não quer dizer que o ato sexual será seu próximo passo. Na verdade, a masturbação pode até ter o efeito oposto.

Muitas das pacientes em nossa clínica tiveram sua primeira experiência sexual com mais ou menos 15 ou 16 anos. Todas elas lembram da experiência bastante bem, é claro, mas Laura pode contar em uma mão o número de pacientes que disseram ter tido prazer com a experiência e menos ainda as que disseram ter tido um orgasmo. Em seu livro *The First Time: What Parents and Teenage Girls Should Know about Losing Your Virginity* (*A primeira vez: o que pais e meninas adolescentes devem saber sobre a perda da virgindade*), Karen Bouris relata conclusões semelhantes quando entrevistou 150 mulheres americanas entre 20 e 70 anos de idade sobre sua primeira experiência do ato sexual. Só um número mínimo disse que sua primeira experiência fora positiva, e um número ainda menor que tinha alcançado o orgasmo. O orgasmo não é necessariamente a meta, mas o que isso nos diz é que um número significativo de mulheres talvez não estivessem preparadas para sua primeira experiência sexual. Ainda assim, muitas dizem que gostaram da experiência por outras razões — a proximidade física, por exemplo, ou os sentimentos de intimidade emocional. Verificamos também que quanto mais velha for a mulher à época de sua primeira experiência sexual, tanto maior é a possibilidade de que ela tenha prazer. Uma mulher que espera para ter sexo tende a ser uma parceira mais completa na experiência. Uma menina mais jovem estará mais disposta a seguir as indicações de um parceiro que normalmente não é muito mais instruído sexualmente do que ela própria.

Muitas mulheres cometem erros quando são jovens. Exageram na bebida em uma festa, por exemplo, e fazem sexo com alguém que não conhecem bem e que podem até nunca mais ver. A adolescência é o período para cometer erros e aprender com esses erros. A maioria das mulheres recupera-se disso sem problemas. Para outras, principalmente mulheres com auto-estima baixa e mulheres a quem ensinaram que o sexo é uma coisa suja e errada, a primeira experiência sexual pode ser um desastre e afetar a sexualidade futura.

Uma de nossas pacientes, Jill, teve sua primeira experiência sexual na adolescência com um namorado que mais tarde a rejeitou, dizendo que ela não era uma boa parceira sexual. Quando Jill veio nos ver, já tinha 25 anos e era coordenadora de produção para um site da Internet. Nessa época ela já tinha compreendido que o próprio namorado não tinha sido um bom parceiro sexual. Seu problema hoje é falta de libido.

Embora o relacionamento com seu atual namorado, Mike, já durasse cinco anos, e ela estivesse muito envolvida com ele, na primeira sessão ela disse a Laura: "Nunca me senti muito confiante." E assim descreveu a experiência com seu primeiro namorado: "A verdade é que ele fazia amor muito depressa. Eu não tinha muita reação, mas no fundo, era porque eu não sabia o que fazer. Eu acho que ele também não tinha idéia do que fazer." Para piorar as coisas, depois da separação, ele telefonava para lhe dizer que sexo maravilhoso ele estava tendo com outras mulheres (obviamente ele tinha seus próprios problemas).

Quando Jill chegou à universidade, já estava tendo sexo altamente satisfatório com outro namorado. Na universidade conheceu Mike e, rapidamente, ficaram muito próximos. Sexo com ele, disse Jill, era fantástico, pelo menos durante o primeiro ano e meio. Mas, no segundo ano do relacionamento, quando ela começou a deixar cair suas reservas emocionais, Jill começou a ficar extremamente ansiosa e teve um ataque de depressão. A seu ver, a depressão e a ansiedade tinham surgido em parte devido a sua obsessão com as namoradas que Mike tinha tido antes, e as relações sexuais que ele tinha tido com elas. Esses pensamentos a consumiam e ela começou a se sentir inadequada sexualmente. A ansiedade e a depressão de Jill também poderiam estar em parte relacionadas com o fato de ela ter saído de casa para ir para a universidade e estar se adaptando a um mundo novo de relacionamentos e exigências acadêmicas. Sem o aconchego de um lar para apoiar o jovem adulto, essas novas pressões podem fazer com que ele/ela sofram ansiedade e depressão.

No caso de Jill, quando ela finalmente se recuperou da depressão, seu desejo sexual tinha diminuído significativamente. Quando ela veio nos ver, não estava tomando antidepressivos, portanto seus problemas não poderiam ser atribuídos a medicamentos. Seu desejo ia ficando cada vez menor, e isso gerava uma enorme tensão no relacionamento. À época da primeira consulta, para a qual veio sozinha, ela e Mike não tinham tido sexo por um ano.

"Está sendo muito, muito difícil", disse ela. "Eu não me sinto normal. Passo pela vida sentindo como se estivesse separada de todos os demais. Conheço casais e os imagino fazendo amor, e fico muito consciente de que eu não estou fazendo nada. Sempre parto do princípio que todos os outros estão fazendo um sexo maravilhoso. Tenho certeza absoluta disso."

O desespero de Jill era uma coisa bastante específica dela, mas é algo que muitas vezes ouvimos de outras pacientes. Quase todas as mulheres que vêm à nossa clínica falam o quanto se sentem incompletas devido a sua disfunção sexual, mesmo quando são tratadas como um objeto sexual por outras pessoas. Internamente, sentem como se não estivessem realmente bem, mas sentem-se também obrigadas a continuar apresentando uma determinada fachada. Em muitos casos, isso pode ser desastroso. A maioria das mulheres conta seus problemas para poucas pessoas. Envergonham-se como se fossem inadequadas em seu papel de mulher, o que ainda piora sua sensação de ter fracassado.

Os problemas de Jill pareciam ser mais emocionais que físicos, e ela não estava muito interessada em ser submetida à avaliação médica e fisiológica padrão que fazíamos (veja o Capítulo 1). Laura começou a tratar Jill com terapia, e logo ficou claro que ela era uma moça inteligente, articulada e autoconsciente. "Já tive muitos casos de traição com namorados", Jill contou. "Construí um muro nos últimos anos. Não falei com ninguém sobre esse problema, mas tenho esse enorme monólogo interior e parte de mim quer continuar assim." Pareceu-nos também que ela compreendia que por mais dolorosa que tivesse sido sua primeira experiência sexual, não era a única causa de seu problema.

"É apenas um dos acessórios do problema", disse ela. "É um fator que contribui para o problema. Plantou uma sementinha que cresceu. Eu acho que a raiz do problema é que sou ambivalente com relação ao envolvimento." Esses sentimentos ficavam ainda piores porque Mike era uma pessoa um tanto fechada emocionalmente. "Sou uma pessoa fechada", ele nos disse. "Gosto de estabelecer limites." Apesar disso, Jill nos disse que o adorava. Embora a vida sexual do casal tivesse problemas, ela sentia que o relacionamento no fundo era sólido, e que merecia um esforço para tentar salvá-lo. "Suponho que essa é a cruel ironia da situação", ela nos disse. "Mesmo quando as coisas andam mal, nós ainda nos divertimos."

Laura sugeriu que Mike também viesse às sessões de aconselhamento com Jill, o que ele fez de boa vontade. Os dois começaram uma combinação de terapia de casal e terapia sexual. Viam Laura uma vez por semana em uma sessão de 50 minutos, na qual Laura lhes dava "deveres de casa" na forma de exercícios sexuais que deveriam fazer em casa. Como é padrão na terapia sexual, Laura primeiramente lhes pediu que retirassem o ato sexual — ou, no caso deles, toda aquela preocupação por não estar tendo o ato sexual — do relacionamento. A seguir ela lhes pediu que começassem do começo com carícias sensuais e suaves, abraços e massagem. A cada semana, Laura lhes dava outros deveres que ia aproximando-os gradualmente do ato sexual, inclusive uma "imitação" do ato; ou seja, Laura lhes disse que, nesses exercícios em casa, ficassem em uma posição como se fossem realizar o ato, mas que apenas tocassem os genitais um do outro, sem penetração.

À medida que os exercícios iam progredindo, Jill e Mike os "processavam", ou seja, discutiam, nas sessões de conversa com Laura, suas reações e sentimentos para com os exercícios sexuais e não-sexuais e o que cada um sentia em relação ao outro. Também exercitavam suas técnicas de comunicação de um modo geral. Mike eventualmente chegou ao ponto em que já não culpava Jill pelas dificuldades sexuais do casal, e começou a reconhecer o papel que ele desempenhava no problema. Os dois terminaram por se comunicar melhor, brigando menos e se sentido mais ligados um ao outro. Como resultado, Jill sentiu que muito daquela tensão que o casal tinha sofrido havia desaparecido. "A cada vez estamos menos nervosos", disse ela durante o tratamento. "E conversamos sobre o assunto depois. Isso ajuda." Jill descobriu que suas respostas sexuais eram boas depois que ela começou os exercícios e, às vezes, ficava tão excitada que tinha que se masturbar depois de uma sessão (embora o terapeuta solicite aos casais na terapia sexual que evitem o ato sexual até que o terapeuta o permita, têm a permissão para se auto-estimular sozinhos e, mais tarde, juntos, se assim o desejarem, em estágios mais avançados da terapia).

Para Jill, a vulnerabilidade que ela experimentava em suas relações sexuais produzia ansiedade e é possível que fosse um mecanismo de defesa para manter o relacionamento distante. Para ser sexual, é preciso que estejamos dispostos a nos deixarmos ficar vulneráveis com uma outra pessoa, deixar aquela pessoa nos "penetrar" emocionalmente. Isso não significa que Jill não estivesse apaixonada por Mike, e sim que ela pode ter tido questões mal resolvidas a respeito de intimidade e controle. Ela e Laura continuaram a trabalhar sobre isso. Quanto àquela primeira experiência sexual, Jill estava certa quando a tinha descrito como um dos "acessórios" do problema. Mas, como muitas vezes acontece, as primeiras experiências sexuais preparam o cenário para a maneira como sentimos nossa sexualidade futuramente em nossas vidas.

Uma primeira experiência sexual que pode ter conseqüências terríveis para a sexualidade adulta é o abuso sexual. Nos Estados Unidos, estudos mostram que quase uma em cada quatro mulheres passou por algum tipo de abuso sexual. Em um estudo realizado no estado de Washington, em 1992, pelo Institute Alan Guttmacher, 23% das meninas na oitava, décima e décima segunda séries disseram ter sofrido abuso sexual. Resultados semelhantes ocorreram em outros países: em um estudo de 1997, publicado no *Medical Journal* da Austrália, uma em cinco das 710 mulheres australianas entrevistadas disse ter sofrido abuso sexual na infância.

Em nossa clínica, quase 30% de nossas pacientes sofreram algum tipo de abuso sexual. O abuso vai desde toques indesejados até sexo oral e estupro, mas também inclui, por exemplo, ser forçada a olhar pornografia ou a ouvir uma conversa "imoral". Se a primeira experiência sexual de uma jovem for abusiva, ela danifica ou até destrói não só sua confiança e auto-estima, mas também sua identidade sexual em desenvolvimento. Mulheres que sofreram abuso podem sentir vergonha, sensação de isolamento e culpa. Podem culpar-se a si mesmas, principalmente se ficaram excitadas durante o abuso, ou se se envolveram em relações de longo prazo com as pessoas que abusaram delas. Elas podem voltar contra si mesmas aquilo que deveria ser raiva daquele que abusou delas — e isso, normalmente, se manifesta na forma de depressão. Estudos ligaram o abuso sexual a distúrbios de estresse pós-traumático, a distúrbios da digestão, a problemas gastrintestinais e a riscos maiores de suicídio.

Como no caso de Janet, a mulher que foi molestada continuamente por seu cunhado quando era criança (veja o Capítulo 5), as vítimas de abuso muitas vezes têm problemas sérios em seus relacionamentos sexuais posteriores. Janet se desligava durante o sexo com seu marido e se fechava antes de atingir o orgasmo. O ato de desassociar-se da experiência sexual, de "ir a algum outro lugar" mentalmente, é um mecanismo que crianças que sofreram abuso normalmente usam para distanciar-se emocionalmente das coisas horríveis que estão acontecendo com elas. Janet conseguia se excitar, mas nunca sentia aquela "liberação", fosse só ou em companhia de seu parceiro.

Mas é importante dizer aqui que o abuso sexual na infância não é uma sentença de disfunção sexual para a vida toda. Mulheres com histórias de abuso podem atingir um nível de resolução. Obviamente, quanto menos traumático for o abuso, mais provável será que a mulher possa manter relacionamentos sexuais saudáveis na vida adulta. Muito depende da natureza do abuso e como este foi tratado, principalmente pelas pessoas primordialmente responsáveis pela criança. A recuperação é muito diferente, por exemplo, para uma mulher que foi violada repetidamente por seu pai e não contou nada a ninguém e para outra que foi molestada uma vez por um primo do vizinho em visita, contou tudo aos pais que lhe deram apoio e denunciaram o culpado à polícia.

O aconselhamento é crucial. O primeiro passo é admitir o que ocorreu, o segundo é reconhecer que não foi culpa da própria vítima e o terceiro é a purgação da vergonha. O luto, a manifestação da dor e a raiva do perpetrador são experiências libertadoras e essenciais para a recuperação.

Primeiros Anos da Vida Adulta

Nos últimos anos da adolescência e nos primeiros depois dos 20, os hormônios da adolescência já se aquietaram e as mudanças físicas passaram a ocorrer mais lentamente. A maioria das mulheres já parou de crescer. Os períodos menstruais e as oscilações de temperamento já se tornaram mais previsíveis. Esse é um momento de liberdade, mas também de pressões, uma vez que é quando os jovens começam a buscar emprego, a ganhar alguma independência econômica e a viverem sozinhos. Muitas mulheres, com a libido em alta atividade, encontram-se subitamente face a face com mais liberdade sexual do que jamais tinham tido antes, algo que é ao mesmo tempo excitante e atemorizante. É um momento importante para praticar sexo seguro. Os rituais de sair com homens podem ser complicados: a que ponto do relacionamento devemos fazer sexo? Nas grandes cidades americanas, entre jovens das profissões liberais, muitos rapazes e moças dizem que o momento crucial parece ser a terceira vez que saem com alguém, um momento em que o relacionamento ou se torna íntimo ou não. As mulheres precisam saber se isso é demasiado rápido para elas — e é, para muitas e muitas mulheres — e, se o for, elas devem dizer a seus parceiros que ainda não estão prontas, que precisam de mais tempo. Ter poder é tanto ser capaz de defender suas necessidades sexuais como de recusar avanços sexuais indesejados.

Nas décadas de 60 e 70, antes da Aids e no início da era da pílula, a sexualidade era mais relaxada e a experimentação sexual, mais comum. No entanto, o aumento das doenças transmissíveis sexualmente significa agora que as mulheres nesse momento do relacionamento devem conversar com seus parceiros sobre suas histórias sexuais e negociar o sexo seguro — estabelecendo a regra, por exemplo, de que não haverá relação sexual sem camisinha. Tudo isso exige comunicação aberta. O momento de ter sexo não é necessariamente a terceira vez que o casal saiu junto, mas sim quando uma mulher pode comunicar suas necessidades sexuais — e suas necessidades de sexo seguro — a seu parceiro e sentir-se confortável com o nível de intimidade emocional e física.

Para jovens adultos, uma das maiores tarefas psicossociais é a separação da família e encontrar um nicho no mundo como adulto. A liberdade aumenta exponencialmente, enquanto que o juízo pode não aumentar tanto. Portanto, muitas moças podem se ver em situações precárias, tais como beber demasiado em uma festa e se ver em uma situação em que é estuprada pelo próprio rapaz com quem saiu, ou envolvidas em relações sexuais com pessoas que em outras circunstâncias, com a desculpa de controle dos pais, elas teriam evitado.

Além disso, pode ser atemorizante e solitário ter que fazer a mudança de casa para uma universidade ou para o "mundo real", principalmente em um momento em que a necessidade de companhia, de segurança e de confiança é grande. Infelizmente, muitos rapazes e moças buscam relacionamentos que podem não ser de seu real interesse emocionalmente falando.

Historicamente, os primeiros anos da vida adulta são o período em que as mulheres supostamente devem encontrar maridos. Um alto número de mulheres mais velhas, muitas das quais já entraram na fila das divorciadas, brincam que foram para a universidade para conseguir um título de Sra., e não de bacharel. A pressão era tremenda para encontrar um marido e se a universitária não tivesse sido "fisgada" (um passo antes do noivado) antes do último ano, já achavam que era uma solteirona.

Embora isso tenha mudado radicalmente, para muitas jovens a pressão emocional para encontrar o príncipe encantado ainda continua. Muitas mulheres ainda se lançam em relacionamentos emocionais com pessoas com quem não combinam. Mas, de um modo geral, a geração que surgiu do movimento feminista é uma geração de mulheres com carreiras e vidas próprias que financeiramente podem esperar o momento adequado de uma forma que suas mães jamais poderiam ter feito.

Vida com Maridos/Companheiros

Muitos americanos eventualmente se acomodam em relacionamentos de longo prazo, seja em casamentos formais ou não. O casamento muitas vezes provoca mudanças profundas no relacionamento, mesmo para pessoas que moravam juntas antes. Para muitos, tem um efeito positivo. Um casal pode se sentir mais ligado, mais liberado e mais seguro, com mais liberdade para experimentar com o sexo e arriscar-se emocionalmente. Muitos levantamentos mostram que pessoas casadas têm um sexo melhor e se sentem melhor com respeito a sua vida sexual que pessoas solteiras. Um estudo de práticas sexuais de quase 3.500 homens e mulheres americanos, publicado em 1994 como o livro intitulado *Sex in America*, verificou que três quartos das mulheres casadas que foram entrevistadas disseram que normalmente ou sempre tinham orgasmo durante o ato sexual, comparada a 62% de mulheres solteiras. O estudo também descobriu que as pessoas casadas tinham sexo com mais freqüência que as pessoas solteiras. (Mais tarde, esse estudo foi corretamente criticado por sua metodologia, especialmente o fato de que entrevistadores questionavam homens e mulheres sobre infidelidade marital na frente de seus parceiros. Por que razão eles nunca iriam dizer a verdade?) Ainda assim, achamos que as conclusões são essencialmente corretas e que mulheres casadas são, de um modo geral, mais satisfeitas com sua vida sexual que as solteiras. Mais especificamente, achamos que são as mulheres em relacionamentos saudáveis e amorosos que tendem a estar mais satisfeitas com sua vida sexual que as solteiras. Certamente, essas mulheres tendem a ter menos problemas com vulnerabilidade e ansiedade em relacionamentos sexuais. E, embora o desafio do sexo em relacionamentos de longo prazo seja como evitar a monotonia e o tédio, o núcleo de confiança muitas vezes permite que as pessoas desenvolvam suas fantasias e expandam o relacionamento sexual.

É impossível para nós dizer o que é uma quantidade "normal" de sexo em um relacionamento, embora sempre nos perguntem isso. As empresas de seguro-saúde cobrem de oito a dez pílulas de Viagra por mês para homens, portanto essa é uma possível avaliação do que significa freqüência "normal". Como outra medida, *Sex in America* verificou que dois terços dos entrevistados, casados ou solteiros, disseram que faziam sexo umas poucas vezes por mês ou menos. Do nosso ponto de vista, a única coisa que importa é se a freqüência do sexo passa a ser um problema, e se os desejos dos parceiros sexuais são compatíveis. Em outras palavras, se um parceiro deseja fazer sexo com muito mais freqüência do que o outro, podem surgir problemas (veja o Capítulo 7). Em termos da freqüência das relações sexuais durante o casamento, cada casal estabelece sua própria norma, portanto, o que outros casais estiverem fazendo não deve ter muita importância. As oscilações do estresse financeiro, doenças, morte de um membro da família e a educação dos filhos afetam nossos relacionamentos pessoais e sexuais. A comunicação e a confiança são as chaves para vencer essas questões estressantes e manter a intimidade.

As pessoas às vezes nos pedem para definir normas sexuais em um relacionamento — isso é, a monogamia é realista e será que um "casamento aberto" pode funcionar? A monogamia exige coisas diferentes de pessoas que vivem hoje duas vezes mais do que viviam há centenas de anos, e que brevemente poderão começar a achar que a meia-idade começa aos 65 anos. Muitos pesquisadores acreditam que estamos condicionados pela própria evolução da espécie a sermos monógamos em série. A Dra. Helen Fisher, a famosa antropóloga da Universidade de Rutgers, afirma, em seu livro *Anatomy of Love* (*A anatomia do amor*), que, como em outras espécies, os casais humanos estão destinados a ficarem juntos o suficiente para criar uma única criança dependente durante sua infância. No caso dos humanos, um período de cerca de quatro anos. A Dra. Fisher também crê que seres humanos foram estruturados para amar mais que uma pessoa ao mesmo tempo — em outras palavras, são capazes de sentir uma ligação com uma pessoa em longo prazo e sentir-se atraído/a por outra pessoa no escritório ou na rua.

Relacionamentos "abertos" não são mais tão socialmente aceitos quanto eram nos anos 60 e 70, no cume da revolução sexual. Mas eles funcionam para alguns casais, desde que haja uma enorme quantidade de confiança e compromisso. Muitos casais que se envolvem em relacionamentos abertos dizem que têm um compromisso um para com o outro tão forte como o de casais monógamos. Dizem que estão ligados por seus corações e almas e que sua sexualidade é apenas uma peça separada que eles compartilham com outros, bem como entre eles próprios. Um casamento aberto precisa ser baseado no consentimento mútuo e em uma filosofia compartilhada e não é o mesmo que a infidelidade, que é baseada na traição. A desvantagem de um casamento aberto, é claro, é que, se a confiança não está presente, esse tipo de relacionamento pode destruir o casamento.

Uma última idéia: alguns casais que têm problemas sexuais antes do casamento acham que o casamento irá solucioná-los. Querem atribuir os problemas a algo fora do relacionamento e convencer-se de que os problemas irão desaparecer depois do casamento. Em nossa experiência, isso nunca acontece. É importante buscar ajuda para problemas sexuais muito tempo antes da lua-de-mel, ou antes de ter um filho como uma tentativa de salvar um casamento ou de resolver o conflito marital.

Gravidez e Parto

Todas as mulheres são diferentes, mas a experiência mais comum que as mulheres relatam durante a gravidez é que o interesse e a resposta sexual no primeiro e no terceiro trimestres não são particularmente bons, mas que no segundo trimestre o sexo é mais satisfatório. Embora isso seja a experiência de muitas mulheres, ninguém deve sentir a obrigação de ser um atleta sexual durante o segundo trimestre da gravidez. Há uma certa pressão hoje em dia com a crença de que todas as mulheres poderiam estar se "balançando em um lustre" durante o segundo trimestre, mas isso não é necessariamente a verdade.

No primeiro trimestre, muitas mulheres estão muitas vezes demasiado enjoadas e exaustas para estarem interessadas em sexo. Seus seios também podem estar muito sensíveis e doloridos. Já no segundo trimestre, a náusea geralmente desaparece, na medida em que muitas mulheres dizem sentir um "surto" de energia. Ao mesmo tempo, os hormônios já fizeram os lábios vaginais ingurgitar e já aumentaram a lubrificação vaginal. Algumas mulheres sentem como se estivessem permanentemente em um estado de leve excitação sexual. A pressão do bebê em crescimento sobre os genitais também pode dar uma sensação de excitação genital.

Nos últimos três meses, a mulher pode se sentir demasiado desajeitada para ter sexo. Casais que têm sexo durante esses meses poderão ter que experimentar novas posições, tais como de lado, penetração por trás, ou sentados. A mulher também pode ficar preocupada — desnecessariamente em gestações normais — que o ato sexual pode machucar o bebê. Alguns casais tentam o ato sexual na gravidez bem avançada como uma forma de iniciar o parto, mas não há garantia de que isso irá funcionar, embora exista evidência científica de que a prostaglandina no fluido seminal, assim como as contrações durante o orgasmo, podem induzir o parto.

Depois do parto, muitas mulheres se sentem estranhas em seu próprio corpo, que parece estar esguichando fluidos de cada orifício. Muitas vezes, são precisos meses para que ela se sinta pronta mais uma vez para o sexo, particularmente se a mulher teve um parto difícil e traumático que exigiu fórceps, sucção ou uma cesariana. A episiotomia, um corte que o médico faz da base da vagina na direção do ânus para facilitar a passagem da cabeça do bebê, também pode causar problemas sexuais. Os pontos da episiotomia podem levar quatro meses para cicatrizar. O parceiro deve tratar a mulher com muito cuidado no começo e compreender que o primeiro ato sexual depois do parto deve ser calmo. Existe hoje um movimento para minimizar a necessidade de episiotomias com o treinamento pré-natal, exercícios e condicionamento. Na cidade de Nova York, Maternal Fitness, um programa criado por Julie Tupler que escreveu o livro do mesmo nome, é ministrado por enfermeiras registradas que são também *personal trainers* e que estão na vanguarda dessa tendência (veja a seção de Recursos no Capítulo 9). Acredita-se que deixar que a vagina se estique naturalmente para permitir a passagem da cabeça do bebê causa menos dano, mas o conceito é polêmico.

Os médicos geralmente mandam as mulheres esperarem seis semanas depois do parto antes de ter sexo outra vez, mas, quando o dia chega, é importante que a mulher não se sinta pressionada a ter sexo se ela não está preparada para isso. Algumas mulheres estão, outras, não. Muitas vezes o interesse que uma mulher tem em sexo irá depender da quantidade de ajuda para cuidar do bebê que ela recebe, e o número de horas de sono que consegue dormir quando tem que cuidar de um recém-nascido que pode despertar três ou mais vezes durante a noite.

Se a mulher teve um parto prolongado, os empurrões necessários para conseguir que o bebê saísse podem ter esticado os músculos de seu assoalho pélvico. Inicialmente, ela pode sentir menos fricção durante o ato sexual, e talvez menos estimulação de seu ponto G. Isso pode afetar a qualidade da excitação sexual e dos orgasmos nas semanas que se seguem à gravidez, embora normalmente isso seja temporário. Com efeito, a vagina volta a seu tamanho normal em uns poucos meses, embora possa dar a impressão de estar maior e mais frouxa quando o casal faz sexo pela primeira vez depois do parto. Os exercícios de Kegel podem ajudar (veja o Capítulo 9).

Em mulheres que tiveram partos traumáticos, pode ter ocorrido algum dano ao nervo pudendo, nervo que provoca a sensação na terça parte inferior da vagina e no clitóris. Se isso ocorrer, as mulheres podem ter sintomas que vão desde dor até perda total de sensibilidade. Se você sentir esses sintomas e eles persistirem por mais que umas poucas semanas ou meses, é preciso que você converse com seu médico e pense em ser avaliada por um neurologista.

Tivemos também um número de pacientes com problemas de libido e níveis de testosterona baixos durante anos depois da gravidez. Não existem outras descrições dessa "síndrome" na literatura médica, mas acreditamos que muitas mulheres sentem uma perda da libido após o parto devido à deficiência de testosterona. Não temos uma explicação biológica para o motivo por que isso ocorre, mas já estamos tentando entender o que é que provoca a perda de testosterona em mulheres na pré-menopausa após parto.

Ainda assim, o interesse no sexo depois do parto não é só uma questão de vencer as doenças físicas. A vida de uma mulher muda profundamente. Se for o primeiro filho, ela deixa subitamente de ser parte de um par para ser parte de um triângulo, com um bebê exigente que rouba a atenção que existia antes e que era exclusiva. Muitas mulheres se perguntam nos dias depois do parto como é que poderão pensar em si mesmas uma vez mais como seres sexuais agora que seus corpos foram tão fortemente tomados pela maternidade.

Existe também o risco de que as mulheres sofram de depressão pós-parto. Nas mulheres com uma história de depressão, ou que têm depressão na família, o risco é maior. A depressão pode ser induzida quimicamente pela queda nos hormônios depois do parto, o que tem um efeito incrível na libido. Os sintomas incluem choro, sensação de tristeza, perda de apetite, letargia e algumas vezes idéia de suicidar-se ou de machucar o bebê. Qualquer mulher que esteja preocupada e ache que está em perigo de ter essa depressão deve conversar com seu médico sobre o assunto antes do parto para que possa se preparar se surgir a necessidade. Muitas mulheres sentem que é uma ajuda poder começar a construir um relacionamento com um conselheiro ou terapeuta que se especializa nessa área quando ainda estão grávidas.

A amamentação tem efeitos diferentes nas mulheres. Porque provoca a produção do hormônio ocitocina, que provoca as contrações uterinas, é uma experiência extremamente prazerosa para algumas mulheres. Elas chegam a ficar sexualmente excitadas durante a amamentação e algumas disseram ter tido orgasmos. Não é que elas se excitassem com seus bebês, mas essas sensações podem perturbá-las ou confundi-las. Do nosso ponto de vista, a amamentação só está servindo seu propósito evolucionário — se a sensação é boa, você estará mais inclinada a continuar fazendo, e seu bebê obterá a nutrição de que necessita. Outras mulheres acham que a amamentação é uma experiência mais relaxante do que sexual. Como realmente usa uma quantidade significativa de calorias e de energia, a amamentação faz muitas mulheres adormecerem, justamente quando precisam desesperadamente desse descanso.

A amamentação também pode afetar o sexo com um parceiro. Algumas mulheres acham que seus seios agora são instrumentos de trabalho, cuja função é dar alimento ao bebê e não prazer para seus parceiros. É comum também que mulheres amamentando tenham problemas de lubrificação, já que a amamentação pode suprimir a ovulação e a produção de estrogênio. Outras mulheres acham que o novo tamanho de seus seios, o fato de esguicharem leite e sua extrema sensibilidade são fatores altamente eróticos.

Maternidade e Paternidade

Todos nós sabemos que crianças pequenas são extremamente cansativas e que, sem a menor consideração, podem danificar o casamento e a intimidade. Embora exijam menos tempo dos pais à medida que crescem, as crianças maiores criam novos problemas para a vida sexual de seus pais.

Laura já teve que trabalhar com inúmeros casais simplesmente para garantir que eles aprendam a trancar as portas de seus quartos. Parece uma simples maneira de garantir uma certa quantidade de privacidade, mas muitos casais ficam ansiosos a respeito das mensagens que podem estar enviando a seus filhos. Não fazem sexo enquanto as crianças estão acordadas, embora saibam que adolescentes ficam acordados até tarde com seus deveres de casa ou outras atividades. Preocupam-se porque acham que as crianças irão saber que os pais estão fazendo sexo, embora o sexo seja o ato privado para os próprios pais. Muitos pais não compreendem o presente que estão dando a seus filhos quando se permitem serem vistos como um casal amoroso. As crianças precisam ter uma sensação de que seus pais são sua própria entidade, com um espaço que precisa ser respeitado, e que os pais valorizam o relacionamento o bastante para terem momentos privados um para o outro. Se as crianças virem que você está confortável com sua sexualidade, isso será um bom modelo para elas.

Com freqüência, os casais sentem que para ser bons pais precisam deixar seu próprio relacionamento de lado para concentrar-se na educação dos filhos. Botar as crianças na cama com o casal, uma tendência crescente, não ajuda. Casais às vezes dizem a Laura que não viajaram juntos, ou até mesmo que não saíram juntos sozinhos desde que as crianças nasceram, isso anos depois. Se você realmente fica ansioso com a idéia de *baby-sitters*, ou se não tem dinheiro suficiente para isso, ponha as crianças para dormir, vá para a varanda, tome um copo de vinho e converse. Certifique-se de que as crianças estão entendendo que esse é o momento que os pais têm juntos. Idealmente, todos os casais deviam sair sozinhos pelo menos uma noite por semana. Nessa saída não deve haver conversas sobre crianças ou fraldas ou logísticas cotidianas. Deve ser um momento para partilhar idéias um com o outro como dois adultos. Um casamento precisa ser cuidado como se fosse um novo relacionamento, mas demasiados casais fazem disso sua última prioridade.

Meia-idade e Menopausa

A definição de meia-idade está mudando na América, mas normalmente podemos defini-la como o longo período depois da fase adulta jovem, mais ou menos dos 40 aos 65 anos. Nas mulheres, mudanças físicas na meia-idade começam com a perimenopausa, o período de transição que precede a própria menopausa, quando a produção de estrogênio e testosterona no organismo começa a ficar mais lenta. Embora as mulheres sejam diferentes, a perimenopausa geralmente começa com menstruações irregulares, mais abundantes ou mais leves do que o normal. A menopausa, a cessação dos períodos menstruais da mulher, ocorre em média com a idade de 51 anos, e, normalmente, se estende por vários anos (veja o Capítulo 4 para uma descrição médica da menopausa). Sintomas comuns da menopausa são calores súbitos, sequidão ou irritação vaginal, incontinência, um adelgaçamento ou perda de elasticidade na pele, oscilações de temperamento e depressão. Psicologicamente, algumas mulheres na menopausa também têm uma sensação de perda pelo fato de que seus anos férteis chegaram ou estão chegando ao fim. Algumas podem se arrepender de decisões que fizeram sobre ter ou não filhos, ou, simplesmente, se ressentem com o fato de que não poderão mais ter filhos.

Como ocorre com homens quando chegam à meia-idade, as mulheres no fim de seus anos reprodutivos normalmente têm vontade de avaliar suas vidas e voltar-se para os sentimentos a respeito das escolhas que fizeram, os arrependimentos e as alegrias. A menopausa pode ser um momento maravilhoso para muitas mulheres. Elas já não têm mais que se preocupar com a gravidez ou com o cuidado dos filhos; podem estar se aposentando, e podem então escolher novos passatempos e interesses e expandir seus relacionamentos.

É muito comum que, depois da menopausa, as mulheres tenham problemas sexuais. A queda de estrogênio e testosterona pode causar tanto falta de libido como falta de lubrificação vaginal. O fluxo sanguíneo e a sensibilidade na área genital diminuem com a idade também, e isso significa que a mulher pode ter dificuldade para se excitar. Os orgasmos também podem ser menos intensos ou cessar totalmente.

Muitas das mulheres que vêm nos ver ouviram dizer que a queda na libido e a menor sensibilidade sexual são partes naturais do envelhecimento. Mas isso não precisa ser assim. Além da terapia de reposição hormonal, estão sendo testados muitos medicamentos novos, inclusive a testosterona e o sildenafil, que podem ajudar nos problemas de função sexual de mulheres na menopausa e depois dela. A menopausa não é algo que você tem que suportar. O que é excitante é que a geração de mulheres americanas que está chegando à menopausa no momento é a mesma geração de mulheres que, nos anos 60, defenderam a necessidade de que fosse dada maior atenção à saúde sexual da mulher. Elas não querem perder sua sexualidade, nem devemos esperar que o façam.

É claro que algumas mulheres acham que o sexo já não tem mais a mesma importância e com isso não querem se submeter a tratamentos ou tomar hormônios. Outras acham que a menopausa é um grande alívio, ou um recomeço, e a vêem como uma libertação depois de 40 anos de preocupação com gestações.

Os Anos Dourados, ou Sexo Depois dos 60 anos

Seu corpo já se acomodou à menopausa e agora pode verdadeiramente entrar em uma idade de ouro. Os casais já não têm as pressões da criação dos filhos e as responsabilidades financeiras de educá-los. Podem se aposentar e descobrir uma nova sensação de liberdade nas viagens. Podem voltar a estudar ou mudar de carreira. Pode ser uma época livre de preocupações, como uma lua-de-mel, contanto que o casal tenha construído seu relacionamento continuamente durante os anos em que criavam os filhos.

O sexo não precisa continuar, mas também não precisa terminar. Presumindo que você e seu parceiro queiram continuar a fazer sexo — o sildenafil ajudou um grande número de homens mais velhos, e hoje um número crescente de mulheres — e presumindo que seu relacionamento está ainda forte, esse pode ser um momento maravilhoso em sua vida sexual. Os parceiros que sentem que a função sexual está diminuindo podem tentar também aquilo que Laura chamou de VENIS — a sigla em inglês para Very Erotic Noninsertive Sex, ou seja, Sexo Muito Erótico Sem Penetração —, um programa que ela desenvolveu originalmente em Nova York para ensinar adolescentes nas escolas da cidade acerca de sexo seguro, e que foi crescendo até transformar-se em um programa para melhorar o sexo em qualquer casal, sobretudo naqueles com incapacidades físicas. O sexo não significa só o ato sexual. Todos os casais, mas especialmente casais mais velhos, podem se dar prazer sexual e orgasmos por meio de várias espécies de atividades que não exigem ereções, e mesmo quando sua capacidade de movimentação diminuiu. As lésbicas certamente irão confirmar isso. Como normalmente as lésbicas não se envolvem com penetração peniana, elas tendem a satisfazer suas parceiras muito mais através de carícias e exploração, sem aquele objetivo último de penetração (veja o Capítulo 9 para algumas técnicas VENIS).

Da mesma forma, a viuvez não significa celibato, embora seja importante para uma mulher dar-se tempo suficiente para o luto antes de entrar em um novo relacionamento. Ainda assim, o novo relacionamento pode parecer uma traição ao parceiro anterior. Uma mulher mais velha pode também ter que negociar questões de sexo seguro com que ela nunca teve que se preocupar antes. Além disso, muitas delas podem ter de enfrentar a situação de ter de fazer sexo com apenas o segundo homem em suas vidas — uma perspectiva bastante estressante. É perfeitamente aceitável para uma mulher dizer a seu parceiro como está nervosa. Isso pode na verdade estabelecer um padrão de um tipo de comunicação aberta e positiva que não só fará com que ela se sinta mais segura, mas também será uma forma de preparar o cenário para uma comunicação sexual melhor de um modo geral. Uma vez mais, recomendamos VENIS como uma boa alternativa para o ato sexual, e para garantir que você se sinta segura e confortável com seu parceiro.

Mulheres mais velhas sem parceiros podem tentar a auto-estimulação, se já não o fizeram antes (veja o Capítulo 9). Nunca é tarde demais para começar. Não só a masturbação faz você se sentir melhor física e emocionalmente, mas também a excitação sexual e o orgasmo ajudam a diminuir a atrofia vaginal — a sequidão e adelgaçamento da parede vaginal que pode causar dor durante o ato sexual e irritação vaginal — ao aumentar a lubrificação e fazendo com que o sangue flua para a região pélvica. Uma vez mais, o "use-o ou perca-o" prova ser verdadeiro.

Algumas mulheres mais velhas com doenças cardíacas se preocupam que o estresse físico do sexo possa provocar um ataque de coração ou um infarto. Geralmente, qualquer um que esteja em condição de subir dois lances de escada sem dificuldades respiratórias e dores no coração deve ser capaz de fazer sexo. Como sempre, a mulher (e seu parceiro) deve checar com um médico primeiro. Sem complicações, a mulher deve ser capaz de ter prazer sexual, se ela assim o deseja, até seu último suspiro.

CAPÍTULO SETE

O Parceiro

Debra, com 31 anos, e seu marido, Scott, tinham quatro filhos, com idades entre 1 e 8 anos, e, além disso, um dos problemas mais comuns entre os casais que tratamos: a libido desigual. Enquanto Debra estava quase sempre exausta até para pensar em sexo, quanto mais para iniciá-lo, Scott pensava em sexo e queria fazer sexo o tempo todo. Segundo Debra, "ele podia fazer duas vezes por dia".

Ocupadíssima criando quatro crianças pequenas em Nova York, Debra a princípio não ficou muito preocupada com a diminuição gradual da sua libido. Mas o fato é que sua libido vinha diminuindo já há mais de seis anos, desde o nascimento de seu segundo filho. Com a chegada dos bebês números três e quatro, o interesse de Debra por sexo ficou ainda menor. Quando ela finalmente veio nos ver, já estava bastante preocupada. Com os filhos já maiores, e exigindo menos atenção, ela provavelmente começou a perceber o problema com mais clareza. Acima do peso ideal depois de suas gestações, Debra afirmou ter vergonha do próprio corpo e de ter que inventar desculpas para evitar a intimidade sexual com o marido. "Ou fingia que estava dormindo quando ele chegava", disse ela. Era evidente que Debra não estava mais interessada em sexo, sentimentos não incomuns em mulheres com perda da libido. Algumas se descobrem trabalhando até mais tarde ou ocupando-se com tarefas domésticas na hora de deitar para evitar qualquer possibilidade de contato sexual.

As relações amorosas entre Debra e o marido, que antes ocorriam quatro ou cinco vezes por semana, passaram a acontecer uma ou duas vezes, uma média nada desprezível para um casal com a casa cheia de crianças pequenas, mas não exatamente o que queria o marido. Debra tentava se consolar, dizendo para si mesma que as coisas iriam eventualmente melhorar: "Eu tinha ouvido dizer que depois de ter filhos o impulso sexual diminui. Eu atribuía tudo ao estresse. Calculei que talvez depois que as crianças tivessem crescido e saído de casa, as coisas iriam melhorar outra vez. Eu simplesmente não considerei aquilo uma prioridade."

A perda da libido de Debra era altamente frustrante para Scott. Com 35 anos, ele não estava disposto a desistir de sua vida sexual na esperança de que as coisas pudessem melhorar em uns dez anos. Sentia-se mal-amado, rejeitado e magoado. Na sua versão, "era uma desculpa atrás da outra". Às vezes, ele se preocupava, achando que poderia haver alguma coisa fisicamente errada com Debra, e insistia para que ela conversasse com seu ginecologista. Debra se recusava, dizendo que isso a constrangia. Outras vezes, Scott se perguntava se sua esposa estaria tendo um caso. "É provavelmente a primeira coisa que vem à cabeça de um homem", disse ele. "Mas ela me dizia que não era nada comigo, que era ela."

Quando Debra e Scott vieram nos ver, estavam em um impasse. Ainda assim, o fato de que vieram juntos — coisa que muitos casais evitam — foi um bom sinal. Como a maioria dos casais, admitiram que estavam nervosos no começo e disseram que nunca tinham discutido os problemas sexuais de seu casamento com ninguém a não ser entre eles mesmos. "É uma dessas coisas sobre as quais os homens geralmente não conversam com outros homens", disse Scott.

Debra e Scott falaram primeiro com Laura, e depois Debra passou para a avaliação médica e o teste fisiológico (veja o Capítulo 1). Debra nunca tinha se masturbado antes, e, no começo, ficou constrangida com a idéia de usar o vibrador, mas sentiu-se mais confortável quando Scott segurou o vibrador. Debra tinha uma boa resposta sexual, como mostraram seu excelente fluxo sanguíneo pélvico, sua ingurgitação genital e a lubrificação vaginal. Ela nos disse que ficou logo excitada e teve um orgasmo. Como sua queixa anterior tinha sido uma perda dramática da libido, tínhamos suspeitado que seus níveis de testosterona poderiam estar baixos, mas, para nossa surpresa, os exames de sangue mostraram que ela estava dentro do normal. Em suma, parecia não haver qualquer causa hormonal séria para sua perda de libido.

Os exames deixaram Debra aliviada, findos os temores de que poderia haver alguma coisa fisicamente errada com ela, mas por outro lado fizeram surgir um novo grupo de preocupações acerca da origem de seus problemas. "Por que não consigo me motivar?", ela perguntou.

Apesar de toda a tensão, Debra e Scott pareciam ter um relacionamento carinhoso e com muito envolvimento e união entre eles. Para melhorar a base de seu relacionamento, recomendamos algo que deveria ser evidente, mas que muitos casais ignoram: a importância de buscar momentos bons para os dois sozinhos. Isso poderia compreender, por exemplo, uma noite por semana sozinhos, longe das crianças. Debra e Scott estavam precisando de bons momentos para adultos. Debra, principalmente, disse que para ela era muito difícil desligar-se do estresse do dia.

Recomendamos que o casal fosse ver um terapeuta. Para melhorar temporariamente a excitação, a sensibilidade genital e a libido, até que a raiz do problema fosse identificada, receitamos também uma dose baixa de creme de testosterona e sildenafil. Tínhamos esperança de que Debra pudesse usar esses medicamentos por pouco tempo, até que o relacionamento se estabilizasse.

Simultaneamente, Debra e Scott começaram a trabalhar o relacionamento. Os dois disseram que tinham ficado felizes de que finalmente seus problemas sexuais tinham sido discutidos abertamente. "De certo modo, foi um alívio", disse Debra, "enquanto estamos conversando, nos sentimos bem." Debra e Scott estão tentando descobrir mais tempo um para o outro, embora isso seja difícil porque não conseguem botar as crianças na cama até nove ou dez da noite. Mas recentemente nos disseram que tinham encontrado uma *baby-sitter* e passado uma quinta-feira inteira juntos. Scott disse também que está mais disposto a falar sobre sexo. "Fez com que eu ficasse um pouco mais aberto para falar desse assunto", disse ele, "embora eu não possa dizer que os portões se abriram totalmente e que posso falar do assunto com qualquer pessoa." Debra e Scott ainda estão trabalhando seu relacionamento, mas se sentem bem com o progresso que já fizeram. "Está definitivamente melhor", disse Debra. Esse caso é um bom exemplo de como a combinação de terapia, aconselhamento e intervenção médica pode ter um efeito positivo em um casal.

Tratando um Relacionamento

A sexualidade, no fundo, é um problema do casal. Embora o objetivo de nosso livro seja ajudar a mulher, a realidade é que relacionamentos são compostos de duas pessoas e se uma delas está tendo problemas sexuais provavelmente a outra também estará. Isso inclui parceiros homossexuais; problemas de casais não são específicos de heterossexuais.

Neste capítulo nos concentraremos no parceiro. Investigaremos como os problemas sexuais de uma mulher podem afetar seu parceiro de uma maneira adversa e o que pode ser feito. Além disso, examinaremos rapidamente alguns problemas peculiares aos homens e o que suas parceiras podem fazer para ajudá-los. É importante enfatizar, no entanto, que, no tratamento, não focalizamos o problema "dele" ou o problema "dela". Sabemos agora que o problema é "deles". Nosso objetivo é tratar de um relacionamento.

É essencial conseguir ajuda logo. Como o sexo é fundamental para a intimidade, quando um casal não está tendo sexo, ou está achando que fazer sexo é frustrante ou difícil, uma fenda pode se desenvolver rapidamente no relacionamento. É comum, e completamente normal, que um dos parceiros se retraia ou, com raiva, tome uma atitude. Os homens, principalmente, parecem tomar a falta de interesse ou de prazer da parceira como uma rejeição pessoal. Acreditamos que é em parte por essa razão que muitas mulheres se sentem forçadas a fingir que estão excitadas ou que têm orgasmos, pois temem desapontar seus parceiros (aquelas cenas de amor nos filmes que mostram mulheres gritando nos estertores do êxtase todas as vezes que fazem sexo não são representações adequadas da realidade). Outras mulheres administram a falta de desejo evitando oportunidades sexuais, qualquer coisa para evitar ter que dizer não. A maioria diz sim ao sexo de vez em quando, mas só porque se sente constrangida com relação a seus parceiros.

Idealmente, o casal deve procurar tratamento junto. A boa notícia é que muitos o fazem. Em nossa clínica, Laura normalmente começa primeiro com a mulher, sozinha. Ela anota a história sexual, faz perguntas sobre a natureza do problema e como está afetando o relacionamento e sua vida. Aí, o parceiro entra. Laura lhe pede sua versão do problema e como ele ou ela sente que está influenciando o relacionamento. Dessas conversas, Laura adquire uma impressão inicial da interação do casal. Às vezes, como no caso de Debra e Scott, sentimos que é uma boa idéia que a mulher se submeta aos testes fisiológicos, mas isso nem sempre é necessário. A necessidade do exame irá depender do tipo de doença, do que é exatamente que a mulher deseja, e de até que ponto o problema parece ter como base questões emocionais e de relacionamento. Mas, mesmo quando suspeitamos que o problema é principalmente psicológico, algumas mulheres — como Debra — insistem que querem os exames médicos para certificar-se de que não há nada fisiologicamente errado com elas.

Nosso objetivo é identificar a raiz do problema. Precisamos saber se a falta de libido de uma mulher é devido a um problema físico, ao estresse, a conflitos ou sentimentos de vulnerabilidade. Ou pode ser simplesmente devido ao fato de que a mulher não está recebendo a estimulação sexual de que ela necessita por parte de seu parceiro. Todas as doenças da função sexual feminina podem ter causas fisiológicas ou psicológicas, ou ambas, e todas são complicadas pela dinâmica do relacionamento.

Para responder a essas questões, começamos por desconstruir o relacionamento sexual, normalmente com uma combinação de terapia de casal e terapia sexual. A terapia de casal é um tipo de terapia oral, com o objetivo de solucionar o conflito em um relacionamento. A terapia sexual também é terapia oral, mas está orientada para a solução de dificuldades sexuais ou, às vezes, até de um problema sexual bem específico — por exemplo, uma falta de libido, uma falta de excitação, ou a ejaculação precoce.

Na terapia sexual, Laura pede ao casal que se abstenha do ato sexual por um período durante o curso de tratamento inicial, mas lhes dá "deveres de casa" todas as semanas, com o objetivo de reconstruir o relacionamento sexual desde o começo. Como explicamos no Capítulo 6, ela pede ao casal que comece com carícias sensuais, e pouco a pouco, durante as próximas semanas, vá aumentando o contato sexual, tornando-o mais íntimo e mais intenso. Cada "dever de casa", quando terminado, é discutido com Laura antes que outro seja solicitado. Um típico dever de casa foi o que demos a Jill e Mike, o casal que mencionamos no Capítulo 6 e que tinha problemas devido à falta de libido de Jill e sua ansiedade durante o sexo. Sob instruções de Laura, Jill conseguiu dizer a Mike que ela estava ficando ansiosa durante a excitação. Dessa forma, Mike poderia diminuir a estimulação e fazer com que Jill se sentisse mais no controle. Com melhor comunicação e sessões repetidas, o objetivo para Jill era eventualmente passar pelo exercício sem ansiedade, ou até transferir-se para um nível maior de intimidade. O exercício também ajudou Jill e Mike a diagnosticarem onde certos problemas específicos tinham começado em seu relacionamento sexual.

Com efeito, isso foi exatamente o que ocorreu. À medida que a terapia sexual ia evoluindo, e que a ansiedade de Jill diminuía, começou a ficar claro para ambos que os problemas não eram só relacionados com Jill. Mike tinha medo de rejeição e podia ficar extremamente ansioso, ele também, quando iniciava o ato sexual. Com isso, ele era, às vezes, demasiado brusco e autoritário sexualmente com Jill, o que, por sua vez, fazia com que ela ficasse ansiosa a respeito de sua competência e sentisse que não tinha controle da situação. Felizmente, os dois foram capazes de reconhecer e entender o ciclo. Na visão de Jill, ela já não era mais a "culpada". O problema não era mais seu, e sim "deles".

Laura geralmente recomenda que o casal se comprometa a ter pelo menos cinco sessões de uma hora, e depois reavalia a situação. Dependendo do casal, a terapia pode levar até vários anos ou apenas dois ou três meses. (Para mais detalhes sobre terapia de casal e terapia sexual, veja o Capítulo 5.)

Um problema freqüente que vemos entre casais heterossexuais é a anorgasmia na mulher acompanhada da ejaculação precoce no homem. Em outras palavras, a mulher tem dificuldade de chegar ao orgasmo ou é totalmente incapaz de fazê-lo, talvez como uma conseqüência da ejaculação precoce do homem. Ou talvez o homem não tenha sido um ejaculador precoce no começo, mas tenha ficado frustrado ou magoado pelo fato de que sua parceira não tinha orgasmos e, com isso, passara a ser um ejaculador precoce ou começara a apresentar disfunção erétil. Muitas vezes o homem internaliza sua raiva, e depois fica ansioso e começa a se sentir inadequado. Essa ansiedade, comumente chamada de "ansiedade de performance", embora seja mais complicado do que isso, pode afetar a capacidade do homem de obter ou manter uma ereção. Alguns homens podem adotar uma atitude do tipo "de que adianta?" e ejacular precocemente porque sentem que não irá fazer qualquer diferença já que suas parceiras não vão ter mesmo orgasmos. É sempre um círculo vicioso.

Um casal que tratamos recentemente tinha problemas como esses. Há mais de dez anos, Sarah tinha passado por um parto muito traumático, com lacerações e rasgamento do canal vaginal que tinham criado cicatrizes extensas e falta de sensibilidade. Desde então, ela tinha tido dificuldade em se excitar e em chegar ao orgasmo com o ato sexual. Antes desse parto, ela não tinha tido nenhum problema.

Apesar de ter perdido totalmente o interesse em sexo, Sarah ainda tinha vontade de ser sexual para manter a intimidade, pois essa ainda lhe dava prazer. O marido, Benjamin, no entanto, tinha feito muito esforço para não achar que o fato de ela não ter orgasmos era sua culpa, e começou a ficar obcecado com o problema, falando do assunto tanto na cama quanto fora dela. Mas todo o tempo e esforço que ele despendia para que ela se excitasse só faziam com que ela ficasse mais ansiosa, diminuindo a probabilidade até de que ficasse excitada. Com isso, Benjamin, foi se sentindo incapaz e começou a ter dificuldade em manter a ereção. O casal tinha continuado assim durante anos, e agora estava a ponto de se separar.

Durante a avaliação fisiológica, Jennifer observou que Sarah na verdade tinha níveis baixos de testosterona e que a sensibilidade clitoriana e vaginal também era baixa, algo que está relacionado com níveis menores de testosterona (e estrogênio). Começamos a tratá-la medicamente com metiltestosterona oral e, com a ajuda da terapia, temos esperança de que o círculo vicioso possa ser rompido.

Às vezes, são necessários muitos anos de um relacionamento para que os problemas se manifestem. O envelhecimento parece diminuir o desejo sexual da mulher mais do que o do homem, mas isso não é uma regra inflexível. Podem existir problemas emocionais de longo prazo com um relacionamento maduro, que vão mais além dos problemas físicos. Freqüentemente vemos casais aposentados que, com um tempo livre que não tinham antes, descobrem-se subitamente tendo que enfrentar problemas sexuais pela primeira vez.

Ann e Charles, um casal em que ambos tinham mais de 70 anos, vieram ver-nos em busca de terapia por insistência do marido. Charles tinha sido sempre muito ativo fisicamente e fora infiel algumas vezes durante o casamento. A reação de Ann tinha sido criar seu próprio mundo de amigas e conexões sociais e separar sua vida da dele. No entanto, com a idade, os problemas de saúde do marido tinham restringido suas atividades esportivas e sociais e impedido que ele continuasse dirigindo. Subitamente dependente, Charles queria reconstruir um relacionamento íntimo com a esposa. Ele ainda podia ter sexo. E, disse ele, se sentia só.

Ann disse a Laura que ela não tinha certeza se queria realmente aproximar-se outra vez de seu marido. Depois de quase meio século de uma vida paralela, ela estava satisfeita assim. Participava ativamente da comunidade, tinha muitos amigos e afirmou não ter nenhum interesse em sexo, fosse com Charles ou com qualquer outro. Em parte, isso acontecia porque ela estava na pós-menopausa e não estava fazendo terapia de reposição hormonal. Mas sua relutância em envolver-se intimamente com o marido tinha a ver também com a mágoa que ela ainda sentia por ele a ter isolado de sua vida e por todos aqueles anos de infidelidades. Com isso, Ann já não tinha nenhum interesse em se fazer emocionalmente vulnerável para ele. Não estava interessada, disse ela, em se arriscar.

Charles tinha dito a Ann que ele estava tão frustrado com sua atitude que estava pensando em buscar outra parceira sexual para satisfazer suas necessidades. A complacência de Ann era tanta que ela disse a Laura que estava pensando em deixar que ele seguisse adiante com seus planos. Disse-nos que não tinha vontade de ser avaliada fisicamente, em termos de níveis hormonais e fluxo sanguíneo, nem estava interessada na possibilidade de aumentar seu interesse sexual tomando testosterona. Sua única preocupação eram as possíveis complicações: e se o marido se apaixonasse, ela perguntou, e quisesse o divórcio? Ela não queria viver sozinha, e não queria perder aquela parte do casamento que envolvia companheirismo e um cotidiano compartilhado.

É evidente que o casal tinha que tomar uma decisão. Queriam salvar o relacionamento e começar um novo período de namoro, ou o relacionamento já estava perdido? Laura lhes expôs o que significaria, em termos emocionais e logísticos, passar por uma terapia de casal juntos. Ela lhes disse que se realmente estavam interessados em tentar ficar juntos, precisariam estar dispostos a vir à clínica regularmente para sessões de terapia, retornar à origem de sua mágoa e conseguir chegar ao ponto em que fossem capazes de esquecer tudo aquilo. Ela disse que faria tudo que pudesse para ajudá-los a salvar seu casamento, mas que eles tinham que decidir primeiro se queriam e estavam dispostos a fazer o trabalho necessário. No momento em que escrevemos, Ann e Charles continuavam no limbo, incertos sobre o que fazer. Mas Laura ainda os vê, e a terapia tem como foco a tentativa de esclarecer seus objetivos como indivíduos e como casal.

Tivemos um resultado mais claro com Ellen, uma profissional liberal com 50 e tantos anos. Ela também veio nos ver porque seu marido estava insatisfeito com a perda da libido da esposa. O casal estava junto há mais de trinta anos, vivia no Nordeste dos Estados Unidos, tinha filhos já crescidos e, em teoria, deveria estar desfrutando a maior liberdade em suas vidas. E até certo ponto estavam: passavam muitos fins de semana em grande atividade, esquiando, andando de bicicleta, viajando e visitando amigos. "As crianças já saíram de casa, você se vê envelhecendo, e pensa: 'Ah meu Deus, têm essas coisas todas que eu gostaria de fazer. É uma época maravilhosa", disse Ellen.

Ambos estavam envolvidos em empregos de expediente integral que exigiam muito deles, mas que lhes davam muita satisfação e também passavam mais tempo cuidando da casa. Ellen, voluntariamente, se descreveu como uma perfeccionista. "Eu nunca sento, nunca", disse ela. Havia momentos em que ela se perguntava se sua falta de interesse no sexo era simplesmente por causa de todas as outras atividades em sua vida e porque, como ela se expressou, "não se dava à oportunidade". "À noite, literalmente caio na cama." Mesmo as férias, como em uma recente viagem para caminhadas na Itália, eram tão ocupadas que o sexo era esquecido, pelo menos por parte dela. "A gente acha que está relaxada e que vai querer fazer sexo", disse ela, "mas estamos exaustos."

Embora Ellen tenha dito que nunca tinha se considerado uma pessoa com enorme ímpeto sexual — "Eu nunca fui uma daquelas mulheres que esperam pelo marido usando um *négligé*" —, ela afirmou ter tido um relacionamento sexual satisfatório com seu marido a maior parte de sua vida de casada. Mas, à medida que chegou à menopausa, lá pelos seus 55 anos, começou a perceber uma diminuição gradual de seu interesse. No último ano, disse ela, esse desinteresse tinha ficado particularmente forte. O sexo, ela disse, "é ótimo, é gostoso, é uma coisa gostosa de fazer. E, quando começo, eu definitivamente chego ao orgasmo". Mas, ela, simplesmente, não estava interessada em nada além da necessidade de intimidade e calor humano.

O marido, no entanto, tinha um forte ímpeto sexual e continuava a ter o mesmo interesse que sempre tivera. "Ele se considera uma pessoa ardente, e gostaria que eu participasse disso", disse Ellen. Embora os dois ainda fizessem sexo em média duas vezes por semana, um índice que muitos outros casais, jovens ou velhos, gostariam de ter, Ellen disse que ela só participava porque o marido queria, e porque tinha necessidade de se sentir próxima dele. "Eu sempre digo a ele, 'pare de questionar se eu estou ou não tão interessada quanto você'." Ela também lhe disse que deixasse de se preocupar se ela tinha ou não orgasmo. "Se eu quiser, tenho", disse ela. Outras vezes, ela reagia às propostas amorosas do marido dizendo: "Tudo bem, mas não espere que eu participe."

O marido de Ellen estava ficando cada vez mais infeliz com a falta de interesse da esposa. Embora ela afirmasse que eles conseguiam falar abertamente dos problemas, ele não entrou no consultório com ela, e ficou claro pelas descrições de Ellen que os dois estavam passando por momentos de tensão e de estresse. Mas ela relutava em discutir qualquer conflito com o marido. Parecia também estar tendo algum problema em separar o que era falta de interesse devido a sua falta de tempo e o que era resultante do ressentimento que ela sentia pelo fato de que ele a pressionava sexualmente.

Os exames de sangue de Ellen mostraram que seus níveis de testosterona estavam baixos, como esperávamos, mas Ellen relutava em tomar qualquer tipo de suplemento de testosterona porque tinha um certo medo dos efeitos colaterais. No entanto, ela ficou interessada na possibilidade de terapia.

Problemas Especificamente Masculinos

Embora o tratamento de homens com disfunção erétil e ejaculação precoce não seja nossa especialidade — recomendamos que consultem um colega nosso, como por exemplo o Dr. Irwin Goldstein, ou, se moram fora da área de Boston, algum outro médico —, normalmente ajudamos as parceiras de homens que estejam sofrendo desses problemas. Muitas mulheres se culpam erroneamente pelo problema, achando que o homem não se sente atraído por ela, ou que ela fez alguma coisa que o magoou, ou que o intimida. E um número ainda maior de mulheres não tem idéia de que existe um tratamento disponível. A seguir, portanto, as descrições dos dois problemas e o que pode ser feito.

Disfunção Erétil ou Impotência

Disfunção erétil é a incapacidade de ter ou manter uma ereção que seja firme o suficiente para o ato sexual. Não tem nada a ver com a função reprodutiva masculina. Homens impotentes podem ter orgasmos, ejacular e produzir esperma. É importante também lembrar que o homem não é considerado impotente se ele não conseguir uma vez ou outra ter uma ereção, uma ocorrência universal com todos os homens. Mas, se o problema persistir e começar a causar estresse no relacionamento, provavelmente é hora de consultar um especialista em disfunção sexual masculina.

Viagra, o nome comercial para a substância química sildenafil, na verdade foi uma faca de dois gumes para muitos casais. Para muitos, a capacidade do parceiro masculino de ter uma ereção é um alívio maravilhoso que aproxima o casal. Para outros, a impressão é que certos conflitos vêm à tona.

Por exemplo, o que alguns casais que inicialmente estavam lutando com o problema da disfunção erétil do homem e buscaram ajuda na terapia sexual ou de casal aprenderam foi que deviam concentrar-se em redefinir sua vida sexual sem o ato propriamente dito. À medida que os casais começaram a aprender sobre VENIS (sexo muito erótico sem penetração) e a praticar os tipos de comportamento recomendados, notaram que sua comunicação sexual e intimidade realmente tinham melhorado. Tinham que conversar mais, partilhar mais e passar mais tempo um com o outro. Em conseqüência disso, as parceiras desses homens responderam sexualmente de uma maneira mais eficiente e ficaram mais satisfeitas, já que a maioria das mulheres tem dificuldade de chegar ao orgasmo unicamente com o ato sexual. Esses casais começaram a desfrutar uma vida sexual plena, sem a penetração.

Quando o Viagra entrou em cena e produziu ereções nos parceiros homens, as coisas mudaram rapidamente. A penetração começou a ser o foco principal uma vez mais e o sexo a ser orientado para um objetivo. Além disso, porque a maioria dos homens não aprende como usar o Viagra corretamente, muitos não têm confiança suficiente de que, se o Viagra funcionar, sua capacidade erétil pode se manter durante todo o ato sexual. Em outras palavras, eles não sabem que podem se concentrar na excitação de sua parceira, perder um pouco a ereção enquanto o fazem e depois recuperá-la. Por essa razão, o foco volta a ser a ereção e como mantê-la, muitas vezes à exclusão da excitação e satisfação da parceira. Portanto, para muitos casais, a recuperação do potencial erétil pode ter um efeito negativo para a sexualidade.

Vimos também casais que tinham parado a atividade sexual quando o homem perdeu sua função erétil. Retraíram-se, evitando o sexo e muitas vezes a intimidade em geral. De repente, esses homens experimentam o Viagra, descobrem que podem conseguir uma ereção e querem fazer sexo com suas parceiras outra vez. No entanto, a essa altura, as parceiras perderam o sentimento de proximidade e intimidade que julgam necessário para despertar seu interesse. Além disso, a menopausa ou outras variáveis físicas podem ter mudado a reação sexual da mulher. Portanto, embora o Viagra possa trazer benefícios enormes, é essencial que os casais tenham apoio durante o processo de recomeçar a ter relações sexuais, ou qualquer outra atividade sexual.

As causas da impotência são complexas, como são as causas para que as mulheres tenham dificuldade de se excitarem ou de ter orgasmos. Uma geração atrás, pensava-se que a maior parte dos casos de impotência tinha como causas fatores psicológicos. Hoje sabemos que 90% da impotência têm raízes fisiológicas, seja uma doença cardíaca, hipertensão, colesterol alto, diabetes, lesões vasculares, procedimentos cirúrgicos, o fumo, certos medicamentos ou o uso exagerado de bebidas alcoólicas. O envelhecimento é provavelmente o fator mais importante. Quando chegam aos 65 anos, cerca de um quarto dos homens tem disfunção erétil.

A cirurgia para remover o câncer da próstata também é uma causa importante da disfunção erétil, embora os índices de impotência variem muito, dependendo da idade do paciente, da localização do câncer, da habilidade do médico e da função sexual do paciente antes da operação. Alguns médicos altamente qualificados que são adeptos da cirurgia que "poupa nervos" afirmam que 90% de seus pacientes com menos de 65 anos recuperam a função erétil dentro de um ano e meio depois da operação. Mas nacionalmente, em todas as idades, um estudo realizado pelo Centro de Pesquisa de Câncer Fred Hutchinson, em Seattle, descobriu que quase 60% dos pacientes ficavam impotentes depois da cirurgia de próstata. A terapia de radiação, mesmo na forma de pequenas "sementes" inseridas na próstata, também pode levar à impotência, embora normalmente esse método faça com que o homem vá perdendo lentamente a função erétil durante o curso do tratamento.

Como pílula oral, o sildenafil é o tratamento mais aceito e o mais fácil para a impotência. Funciona aumentando o fluxo sanguíneo para o pênis. Se o sildenafil não der resultado como uma terapia primária, existem outros tratamentos potencialmente mais eficientes, mas também mais agressivos, inclusive injeções e implantes penianos. Os pacientes devem discutir esses tratamentos com um urologista ou outro especialista de doenças internas. Encorajamos as mulheres para que acompanhem seus parceiros ao médico e para que participem ativamente na decisão do melhor tipo de tratamento.

Se o homem sofreu uma cirurgia em que "nervos foram poupados" — isso é, se os nervos vitais para a ereção foram preservados durante a cirurgia de próstata — ele pode recuperar sua função erétil gradualmente nos meses seguintes à operação. As mulheres devem ser informadas de que a ereção que o homem vai ter nos primeiros meses depois da cirurgia provavelmente não será tão firme como a que ele conseguirá mais tarde. O homem também precisará de mais estimulação direta do pênis do que antes para conseguir a ereção. Alguns urologistas estão dando sildenafil aos pacientes imediatamente após a cirurgia de próstata para aumentar o fluxo sanguíneo para o pênis (de noite, durante o sono REM — o sono em que há movimento rápido dos olhos — visto que eles não estarão tendo relações sexuais logo após a cirurgia). A teoria é que o aumento do fluxo sanguíneo peniano ajuda a evitar lesões nos nervos e no tecido vascular.

O Dr. Patrick C. Walsh, professor e presidente do Brady Urologic Institute na Universidade Johns Hopkins, é o inventor da cirurgia de próstata que "poupa o nervo". Em seu livro, orientado para o paciente, *The Prostate: A Guide for Men and the Women Who Love Them* (*A próstata: um guia para homens e para as mulheres que os amam*), ele recomenda que os homens usem a ereção que conseguirem para tentar a penetração vaginal porque o contato vaginal é a melhor forma de estimulação. Quando eles conseguem penetrar, é bastante provável que descubram que suas ereções ficarão mais firmes. O Dr. Walsh recomenda também que, no começo, os homens devem tentar fazer sexo de pé, o que pode contribuir para ereções mais firmes. Isso acontece porque, depois da cirurgia de próstata, o sangue pode ainda estar fluindo para o pênis, mas as veias podem ter vazamentos e não serem capazes de prender o sangue em seu interior. Como o trajeto do sangue de volta para o coração demora mais se o homem está deitado, fazer sexo de pé ajuda a diminuir as possibilidades de "vazamento venal".

Mesmo quando o homem não consegue ter uma ereção, devido à cirurgia de próstata ou outros problemas, a terapia sexual ou de casal pode ajudar. Laura primeiramente focaliza aquilo que é essencialmente luto pela perda da penetração como parte da vida íntima de um casal. Como acontece com qualquer perda importante, os casais passam pelos estágios comuns de negação, raiva e aceitação. O homem geralmente considera sua impotência como uma espécie de morte, como se uma parte essencial dele tivesse partido. Pode ficar deprimido e desligado, tanto do sexo como do próprio relacionamento.

É claro que chegar à fase de aceitação da impotência não leva tanto tempo quanto no caso da morte de um ente querido. Mas, como no caso da morte, é na fase de aceitação que os casais são capazes de incorporar a mudança em suas vidas. Nesse momento, o casal pode aproveitar para expandir os outros componentes de sua sexualidade além da penetração. Laura os encoraja a tentar várias atividades sexuais — estimulação manual, masturbação mútua, estimulação oral-genital, beijos genitais, o uso do vibrador. Como já dissemos antes, a impotência, simplesmente, significa que o homem não consegue ter uma ereção firme o suficiente para a penetração vaginal. Mas ele ainda pode ter orgasmos como antes, embora, no caso de cirurgia da próstata, ele muitas vezes terá uma "ejaculação seca" sem o fluido porque a ejaculação é retrógrada e para dentro da bexiga. O objetivo de Laura é ensinar aos casais que aquilo que é normalmente considerado atividade preliminar pode ser a atividade final e que o sexo é muito mais que a mera penetração.

Ejaculação Precoce

Ejaculação precoce, ou ejaculação prematura, é um problema comum, mas muito mais difícil de definir do que a impotência já que significa coisas diferentes para casais diferentes. Definições mais antigas chegam a estabelecer limites de tempo, como menos de dois minutos depois do começo da relação, ou antes de um número mínimo específico de investidas penianas. Outra visão é que, como a maioria das mulheres leva mais tempo para alcançar o orgasmo que os homens, a maioria dos homens está, portanto, sempre "prematura". Em nossa opinião, a ejaculação é considerada precoce se ocorrer antes da penetração (se a penetração é o objetivo) ou quase imediatamente ou "demasiado pouco tempo" após o início do ato sexual. A interpretação de "demasiado pouco tempo" deve ser determinada pelos próprios casais.

Os dois tratamentos mais conhecidos da terapia sexual para a ejaculação precoce são a técnica de "compressão" e o método do "parar e recomeçar". Na técnica de compressão, o homem ou sua parceira comprime a ponta do pênis ereto exatamente abaixo da "cabeça" ou crista coronal, segundos antes da ejaculação. "Parar e recomeçar" é exatamente o que o próprio nome diz. Ou seja, durante a estimulação sexual ou o ato sexual, quando o homem sente que está quase ejaculando, extrai o pênis da vagina. Quando sente que recuperou o controle, recomeça (veja o Capítulo 9).

Nossa experiência é que mesmo no melhor dos casos, o sucesso dessas duas técnicas não é garantido. Jennifer — e muitos outros urologistas — também receita Zoloft, Prozac ou Anafranil, quando as diretrizes e a terapia não dão certo. Embora os medicamentos sejam usados normalmente para tratar a depressão, a disfunção sexual é um dos seus efeitos colaterais negativos, como discutimos no Capítulo 4. Ou seja, os medicamentos fazem com que seja mais difícil para o homem ou a mulher atingirem o orgasmo. O Zoloft e o Prozac são inibidores da captação da serotonina e funcionam aumentando a quantidade de serotonina química no cérebro. A serotonina melhora o humor e diminui a ansiedade, mas também inibe a excitação sexual e a resposta ejaculatória. Anafranil, um antidepressivo tricíclico, causa disfunção sexual na metade dos pacientes que o tomam. O mecanismo exato pelo qual provoca a disfunção não está claro.

Nos homens com ejaculação precoce, verificamos que o Zoloft é altamente eficiente para prolongar a fase da estimulação sem diminuir a sensação de excitação ou a intensidade do orgasmo. Receitamos uma dose pequena — 25 miligramas comparados aos 50 ou 100 miligramas normalmente usados no tratamento da depressão. Se um homem não está deprimido e toma o remédio, provavelmente não terá qualquer outro efeito para ele.

Um medicamento que ejaculadores precoces não devem nunca tomar é o Viagra. Ao aumentar o fluxo sanguíneo e a sensibilidade, o Viagra fará com que a ejaculação seja ainda mais precoce.

Gostaríamos também de abordar o problema da libido baixa em homens. Nosso colega, o Dr. Abe Morgantaler, diretor da Men's Health em Boston e um urologista que trata homens com pouco desejo sexual, diz que essa falta de desejo em homens pode ser um problema difícil tanto para o homem como para sua parceira. Isso é especialmente verdadeiro quando o baixo nível de desejo representa uma mudança para o homem, ou se há uma discrepância entre o homem e sua parceira em termos de níveis de desejo.

Os homens podem se sentir intimidados se sua parceira parece ter um ímpeto sexual mais forte do que o deles, e inadequados, se não são capazes de satisfazer as necessidades sexuais de sua parceira. Alguns homens acham que precisam desempenhar-se bem sexualmente mesmo quando não têm o desejo, o que provoca ressentimento e diminui aquela ansiedade agradável que normalmente acompanha o sexo. Em último caso, se o homem está preocupado, achando que sua sexualidade é deficiente, ele pode perder a autoconfiança e achar que é "menos que um homem".

A mulher pode ficar magoada porque acha que não é mais considerada atraente ou *sexy* por seu parceiro. Por vezes, se o parceiro parece menos interessado nela, ela começa a imaginar que ele tem uma amante. Mas mesmo quando a mulher se sente segura do desejo que seu parceiro tem por ela, a falta de interesse sexual pode causar problemas.

Existem três causas principais de baixos níveis de desejo em homens: problemas psicológicos tais como depressão, estresse, ou conflitos interpessoais no relacionamento; efeitos colaterais de medicamentos e deficiência hormonal.

Camundongos machos que ficaram estressados devido a choques elétricos não demonstram nenhum interesse em sexo quando presos em uma gaiola com uma fêmea, enquanto que camundongos machos que não foram estressados insistiram em suas tentativas de cruzar com a fêmea. Às vezes, o primeiro sinal de depressão em um homem é que ele perde o interesse em atividades que antes lhe davam prazer, tais como o sexo. Se existia conflito no relacionamento, sobretudo acerca de questões sexuais como a impotência, o cérebro do homem tranca os sucos sexuais, quase como um mecanismo de proteção para evitar mais constrangimento.

Muitos medicamentos podem causar uma diminuição do desejo. Os mais importantes entre eles são os antidepressivos e alguns dos remédios para pressão alta, tais como os bloqueadores beta.

No caso de baixos níveis de desejo em homens, uma das causas mais passíveis de tratamento são níveis baixos de testosterona. A testosterona atua no centro sexual do cérebro para "ligar" o corpo para o sexo. Os níveis de testosterona geralmente declinam à medida que os homens envelhecem. Mesmo quando as ereções e a ejaculação estão normais, alguns homens podem notar que pensam muito menos em sexo, e que levam mais tempo para "recarregar" após fazer sexo.

O tratamento depende da causa do problema e do relacionamento. Aconselhamento e psicoterapia são tratamentos eficientes para a depressão ou questões de relacionamento. A redução do estresse pode ter bons resultados em algumas situações. Se não há nenhuma causa física, é essencial que a parceira venha a aceitar e a respeitar o homem pelo que ele é, e pelo que ele oferece ao relacionamento, para que ele se sinta valorizado e amado. Ao mesmo tempo, o casal deve buscar meios de maximizar o prazer sexual compartilhado. Fins de semana e férias, quando o estresse é menor, são bons momentos para "afiar" o gume de um relacionamento sexual.

Se os medicamentos parecem ser a causa dos baixos níveis de desejo, é importante falar com o médico que os receitou para ver se existe um substituto adequado. E, se houve uma mudança na libido do homem com o correr do tempo, é sempre importante verificar os níveis de testosterona, já que o tratamento com testosterona é altamente eficiente se esse for o problema.

Casais do Mesmo Gênero

Como mencionamos anteriormente neste capítulo, as conseqüências da disfunção sexual para um casal não se restringem aos heterossexuais. Pam e Susan tinham estado juntas há cinco anos quando vieram nos ver. O sexo tinha sempre parecido natural para elas e tinham se envolvido em atividade sexual regularmente. No entanto, quando Susan atingiu a menopausa e começou a terapia de reposição de estrogênio, notou que, embora não tivesse quaisquer problemas com sua lubrificação, sua sensibilidade e resposta genitais já não eram as mesmas. Com isso, ela foi ficando menos interessada em sexo. Susan não parecia estar enfrentando nenhuma luta emocional significativa em sua vida.

Pam não estava certa de como interpretar a falta de interesse de Susan. Embora o contato sexual lhe fizesse falta, ela não procurava a parceira.

Laura reuniu-se com o casal e descobriu que, de um modo geral, elas se comunicavam bem, mas não tão bem quando se tratava de sexo. Pam estava realmente se esforçando para descobrir como lidar com a falta de interesse de Susan. Ela não só personalizou a questão, achando que Susan não estava mais atraída por ela, mas também disse que tinha muita dificuldade de tomar a iniciativa na vida sexual do casal. Isso é um problema que vemos muitas vezes em relacionamentos lésbicos. Como normalmente as mulheres são condicionadas a não tomarem a iniciativa sexualmente (isso parece ser um “privilégio” masculino), quando duas mulheres estão tendo um relacionamento, os papéis sexuais podem ser muito confusos, não só quando se trata de um namoro de curto prazo, mas também nos relacionamentos de longo prazo. Susan e Pam realmente não tiveram que enfrentar o problema até o momento em que a falta de interesse de Susan desequilibrou o relacionamento.

Quando examinamos Susan, verificamos que seus níveis de testosterona estavam extremamente baixos. Jennifer receitou-lhe terapia de reposição de testosterona. Laura trabalhou com o casal sobre suas técnicas de comunicação sexual, com respeito a esse problema específico e à vida sexual do casal de um modo geral. Quando a reposição da testosterona começou a funcionar para Susan, o relacionamento sexual do casal melhorou incrivelmente.

Problemas que o Próprio Casal Pode Solucionar

Não é incomum que casais de qualquer faixa etária se encontrem em um impasse sexual ou em seu relacionamento. Não queremos sugerir que a terapia de casais ou sexual seja necessariamente a primeira parada. Pode ser mais do que vocês realmente necessitam, mais caro do que vocês podem pagar ou indisponível em sua área. Ou pode até lhes constranger.

Portanto, o que você deve fazer se você e seu parceiro/sua parceira estão fazendo um sexo medíocre ou frustrante uma vez por mês, ou menos, e só para a manutenção do relacionamento?

Para tentar resolver os problemas sozinhos, a primeira regra é separar algumas horas para conversar sobre aquilo que está incomodando vocês. Parece óbvio, mas é surpreendente como pouquíssimas pessoas fazem isso. Casais podem tentar também vídeos e livros educacionais e fazer experiências com o que aprenderam. Sempre, sempre comuniquem-se um com o outro o tempo todo (e, por favor, também veja o Capítulo 9 para meios de melhorar sua excitação sexual).

O fator mais importante é que ambos os parceiros devem concordar que precisam trabalhar o problema. Se seu parceiro não quer saber no começo, continue tentando. Alguns homens que agem de maneira impaciente com os problemas de uma parceira podem estar se sentindo inseguros e achando que é uma rejeição pessoal o fato de sua parceira não estar respondendo sexualmente. Eles simplesmente não querem pensar que também podem estar desempenhando um papel no problema.

Se seu parceiro continuar desinteressado em ajudar você com seu problema sexual, não queremos dizer que você deva buscar outro parceiro. Mas, nesse caso, sugerimos firmemente que você procure ajuda para aquilo que é provavelmente uma série de outros problemas no relacionamento.

Finalmente, como pode haver causas médicas e fisiológicas para os problemas de função sexual seus ou de seu parceiro, recomendamos que você discuta seus sintomas com um médico. Se ele ou ela não for capaz de lidar com o problema, peça-lhe que recomende algum outro médico que possa fazê-lo, e não aceite uma resposta negativa. Não se esqueça, a sexualidade é um componente integral do bem-estar e da saúde em geral, e você merece satisfação e intimidade sexuais.

CAPÍTULO OITO

Exercício, Sexo e Longevidade

O exercício é importante para a saúde sexual das pessoas. O sexo, por sua vez, é importante para a saúde em geral e talvez até mesmo para a longevidade, potencialmente acrescentando anos à nossa expectativa de vida. Em outras palavras, o exercício é bom para o sexo e o sexo é bom para você. Os dois temas estão claramente relacionados e estaremos examinando ambos neste capítulo.

Felizmente, um número significativo de pesquisas já foi realizado sobre os benefícios do exercício para a saúde em geral e para o bem-estar da mulher, especialmente para a saúde cardíaca. Infelizmente, poucas foram as pesquisas que se concentraram no papel que o exercício desempenha para melhorar ou manter a saúde sexual da mulher. Os efeitos do sexo para a longevidade feminina também não são bem entendidos. Como acontece com tantas outras coisas em nossa área, esperamos que isso mude em breve. Por enquanto, segue-se aquilo que sabemos até o momento.

O Papel do Exercício para a Saúde Sexual

No fim de 1998, Carla Dionne, uma mulher com pouco mais de 40 anos e três filhos, que tinha sempre desfrutado uma vida sexual satisfatória, foi submetida a uma embolização arterial uterina, um procedimento relativamente novo para o tratamento de fibroma ou leiomiomas. No caso de Carla, o procedimento foi bem-sucedido, e os fibromas ou leiomiomas, tumores benignos no útero ou perto dele que podem causar dor e provocar sangramento, desapareceram (veja o Capítulo 4 para maiores informações sobre fibróides). Mas as conseqüências da operação para a resposta sexual de Carla foram totalmente inesperadas. Ela se assustou quando descobriu, no seu primeiro encontro sexual depois do procedimento, que já não tinha mais quase nenhuma sensibilidade na área pélvica durante o sexo. Antes, Carla tinha tido grande satisfação durante o ato sexual com a penetração profunda e também sentia contrações uterinas e do assoalho pélvico durante o orgasmo. Depois do procedimento, começou a ter mais dificuldade para ter um orgasmo e, quando conseguia ter um, os descreveu como sendo de menor duração e menos intensos, completamente diferentes dos que tinha antes.

Como parte de sua investigação sobre o que poderia ser a causa de suas dificuldades sexuais, Carla entrou em contato conosco. Com base nos sintomas e na súbita mudança em sua resposta sexual, suspeitamos que a embolização poderia ter afetado as ramificações de suas artérias vaginais e uterinas e o fluxo sanguíneo para a região pélvica. Como discutimos anteriormente no Capítulo 4, durante a embolização, pequenas partículas de um plástico chamado álcool polivinil ou PVA são injetadas na artéria uterina. Isso bloqueia o suprimento de sangue evitando que os fibromas ou leiomiomas sejam alimentados. Algumas mulheres, como Carla, que sentiam orgasmos no assoalho pélvico antes do procedimento, queixam-se, depois do procedimento, de uma perda de contrações e sensibilidade uterinas.

Na tentativa de voltar a se sentir mais forte e para melhorar seu humor, Carla começou a freqüentar uma academia. Cinco noites na semana fazia ginástica aeróbica e musculação. E terminava cada sessão de exercícios com 15 minutos de abdominais e de levantamentos pélvicos.

Carla sempre soube que o exercício era importante para sua saúde e bem-estar e, portanto, não se surpreendeu quando viu que tanto sua energia como seu humor melhoraram. Mas alguma coisa a mais aconteceu. Depois de duas horas na academia de noite, ela descobriu que sua energia e resposta sexual também aumentaram significativamente. O calor do corpo e a sensação do sangue circulando por suas artérias a deixavam cheia de desejo, um sentimento que durava várias horas depois de chegar em casa, e fazia com que fosse mais fácil para ela se excitar e chegar ao orgasmo.

"Se eu não me exercito, é sempre um processo mais longo para eu chegar lá, em termos de fluxo sanguíneo e lubrificação", ela confere. "Quando chego em casa, estou quente. Os músculos foram alongados, o fluxo sanguíneo está funcionando. Isso facilita o sexo e simplesmente faz as coisas bem mais fáceis. E mais rápidas também."

Carla hoje é diretora-executiva da National Uterine Fibroid Foundation (Fundação Nacional de Fibromas Uterinos) e nos pediu que ficássemos como consultores do conselho consultivo (para maiores informações sobre o trabalho de Carla e sua homepage na Internet, veja a seção de Recursos do Capítulo 9). Carla normalmente conversa com as mulheres que tiveram problemas de resposta sexual depois da embolização ou outras cirurgias pélvicas, explicando-lhes as vantagens do exercício nos casos em que as mulheres são saudáveis e o exercício não lhes provoca dor. Uma atividade aeróbica limitada é o suficiente: não é preciso sessões de exercícios pesados na academia. Faça o necessário para se sentir bem — natação, ciclismo, caminhadas rápidas, seja o que for que funcione para você.

O papel do exercício na melhora da saúde física e emocional já é bastante conhecido hoje em dia, mas é sempre útil repetir a longa lista de benefícios: exercícios regulares desempenham um papel importante na prevenção de doenças cardíacas, pressão alta, infartos, diabetes e osteoporose. O exercício pode ajudar também a prevenir o câncer de cólon, do endométrio e do seio. O exercício diminui o estresse e a ansiedade, ajuda a reduzir a depressão, a manter o peso normal, a desenvolver força muscular e a melhorar a auto-imagem de uma mulher. Baixa o nível de "mau" colesterol no sangue, a lipoproteína de baixa densidade ou LDL, que prejudica o organismo provocando o acúmulo de depósitos de gordura nas artérias. O exercício também aumenta o nível de colesterol "bom" e a lipoproteína de alta densidade, ou HDL, que evita o acúmulo de gordura nas artérias.

A cada dia aprendemos um pouco mais sobre a importância do exercício para a função sexual. O exercício contribui para a saúde sexual de duas maneiras importantes: primeiramente, contribui para o relaxamento e para a sensação de bem-estar — ambos essenciais para que a pessoa tenha vontade de ter sexo — com a produção de endorfinas, as substâncias químicas "do bem-estar". Durante o exercício, o organismo produz endorfina, e essa atua no cérebro para bloquear a dor e gerar a sensação de euforia. Essa é a razão pela qual muitas pessoas se sentem mais contentes e mais calmas depois de uma sessão de exercícios.

Em segundo lugar, o exercício — principalmente o exercício aeróbico vigoroso — aumenta o fluxo sanguíneo por todo o corpo, inclusive para a área pélvica e os genitais, onde funciona como uma espécie de Viagra "natural". Como no caso do Viagra, o aumento do fluxo sanguíneo para a região pélvica e para os genitais pode melhorar a sensibilidade, a lubrificação, a excitação e a intensidade do orgasmo.

O Dr. Irwin Goldstein e seus colegas publicaram recentemente as conclusões de um estudo que, durante nove anos, acompanhou quase 600 homens com problemas de disfunção erétil. Eles descobriram que os homens que já eram ativos e aqueles que começaram a praticar exercícios durante o estudo eram os que tinham menos risco de ter incidentes de disfunção erétil. O Dr. Goldstein acredita que uma das implicações mais importantes do estudo é que os homens podem diminuir o risco de disfunção mesmo que esperem até chegar à meia-idade para se tornarem fisicamente ativos.

Para entender o porquê disso tudo, é importante saber o que acontece fisiologicamente durante o exercício vigoroso por 20 minutos ou mais. Essencialmente, o coração, o músculo mais importante do corpo humano, obtém um estímulo para bombear o sangue com mais vigor e fazê-lo circular mais rapidamente pelo corpo. Ao mesmo tempo, o funcionamento do coração fornece oxigênio e nutrientes para todas as partes do corpo e remove excreções com maior rapidez. Com o passar do tempo, o exercício aeróbico freqüente (como corrida, natação, esqui, ciclismo ou caminhada rápida) faz com que as paredes do coração fiquem mais grossas e mais fortes, permitindo que bombeie mais sangue com menos esforço. O exercício aeróbico regular também aumenta o número e o tamanho de vasos sanguíneos nos tecidos e, portanto, aumenta o suprimento de sangue para todas as partes do corpo.

De modo algum estamos sugerindo que uma mulher com disfunção sexual saia imediatamente para correr um quilômetro e meio antes de ter sexo. Como sempre, a mulher — sobretudo a mulher sedentária — deve checar com seu médico antes de se lançar em qualquer programa de exercícios.

Com efeito, nós mesmos nunca receitamos exercícios como único tratamento para a disfunção sexual, embora acreditemos firmemente que, de um modo geral, o exercício regular é uma parte importante da saúde sexual da mulher. Com o passar dos anos, vimos muitas vezes que o exercício ajuda a melhorar a vida sexual em indivíduos que não tenham outros fatores negativos para explicar seus problemas. Laura teve pacientes, por exemplo, que chegaram a ter orgasmos durante os saltos, o alongamento ou os levantamentos de pernas de algumas classes aeróbicas. Orgasmos podem ocorrer nessas situações porque os genitais femininos estão sendo estimulados diretamente pelas posições da perna durante o exercício. O aumento do fluxo sanguíneo para a área, combinado com a contração dos músculos do assoalho pélvico, contribui para um aumento da sensibilidade.

Também tratamos pacientes que, como Carla, tinham uma resposta sexual mais fraca, mas que observaram uma melhora significativa na sensibilidade e na excitação depois do exercício (isso também se aplica aos homens que, às vezes, dizem ter maior capacidade para obter ereções depois dos exercícios). Uma de nossas pacientes, uma dentista de 38 anos, contou-nos que a única forma de ela conseguir chegar ao orgasmo por auto-estímulo ou com seu parceiro era fazendo levantamentos de perna e contraindo suas nádegas fortemente 30 minutos antes de fazer sexo. Ela descobriu isso depois de uma aula de ginástica — quando teve seu primeiro orgasmo.

A pesquisa sustenta as descobertas que fizemos com nossas próprias pacientes. Dra. Cindy M. Meston, professora assistente de Psicologia Clínica na Universidade do Texas, realizou alguns dos trabalhos mais interessantes e convincentes nessa área. Embora os médicos já tenham compreendido o papel que o exercício desempenha para criar um bom humor que leva ao sexo satisfatório, a Dra. Meston decidiu examinar diretamente os efeitos do exercício regular na resposta sexual fisiológica feminina.

Em meados da década de 90, quando era estudante na Universidade da British Columbia em Vancouver, Canadá, a Dra. Meston, juntamente com o Dr. Boris B. Gorzalka, estudou 35 mulheres, com idades que variavam de 18 a 34 anos, que estavam envolvidas em relacionamentos heterossexuais e não tinham uma história de disfunção sexual. Dr. Meston descobriu que, acompanhado de um estímulo sexual — nesse caso, um vídeo erótico — o exercício "facilita" a excitação sexual fisiológica em mulheres. Especificamente, a Dra. Meston descobriu que quando as mulheres viam o vídeo erótico depois do exercício, sua ingurgitação genital era 168% maior do que quando viam o vídeo antes do exercício. A ingurgitação genital foi medida através da fotopletismografia. Essa técnica, como o ultra-som Duplex Doppler, mede as mudanças do fluxo sanguíneo para a vagina.

A Dra. Meston realizou o estudo em duas partes. Na primeira sessão, cada mulher foi separadamente para um quarto individual e inseriu o fotopletismógrafo em sua vagina. O fotopletismógrafo é um dispositivo semelhante a uma lanterna do tipo caneta, anterior às técnicas que usamos atualmente em nossa clínica, que mede mudanças na coloração vermelha dos tecidos vaginais e também registra o volume do fluxo sanguíneo. Com o dispositivo inserido, cada uma das mulheres então viu primeiro um vídeo neutro, sobre viagens, de três minutos e a seguir um filme erótico também de três minutos de um casal heterossexual envolvido nas atividades preliminares e no ato sexual. Mudanças no fluxo sanguíneo e no batimento cardíaco foram monitoradas e registradas.

Em uma segunda sessão, cada uma das mulheres se exercitou em uma bicicleta ergométrica durante 20 minutos. O batimento cardíaco foi monitorado o tempo todo para que o pesquisador pudesse ajustar a pressão dos pedais durante toda a sessão para garantir que a paciente estava se exercitando em um nível equivalente a 70% do seu batimento cardíaco máximo — um nível vigoroso de atividade que tinha que ser igual para todas as mulheres, independentemente de sua condição física, para que o estudo tivesse consistência. Depois disso, cada uma das mulheres inseriu o fotopletismógrafo, e a seguir viu o filme sobre viagens e o vídeo erótico exatamente como na primeira vez. As mudanças foram registradas.

Os pesquisadores pediram também a cada uma das mulheres que preenchesse um questionário depois de cada sessão para avaliar sua percepção do nível de resposta sexual. O interessante é que não houve diferenças estatísticas nessas classificações subjetivas de resposta sexual entre as sessões com exercício e sem exercício. Em outras palavras, embora mudanças dramáticas no fluxo sanguíneo genital tivessem sido registradas depois do exercício, subjetivamente, as mulheres não notaram a diferença em suas respostas. A Dra. Meston teorizou que as mulheres podem não ter levado em consideração as mudanças fisiológicas causadas pela excitação, tais como respiração ofegante e uma batida mais rápida do coração, porque já estavam sentindo esses sintomas antes, devido ao exercício.

Apesar da ausência de mudanças subjetivas nas respostas sexuais causados pelo exercício, o aumento objetivo da ingurgitação genital depois do exercício, como demonstrada pelo fotopletismógrafo, foi extraordinário. Essas descobertas levaram a Dra. Meston a concluir que o exercício pode preparar fisiologicamente — essencialmente, ativar — o organismo para a atividade sexual. Tal conclusão, acrescenta a Dra. Meston, causa uma reação previsível quando ela fala disso com homens jovens: eles dizem, invariavelmente, que começam a ficar mais tempo nas academias em busca de mulheres sexualmente excitadas. A isso, a Dra. Meston diz "não adianta só isso, é preciso que elas considerem vocês um estímulo erótico. E essa é a parte mais difícil". Em outras palavras, embora a atividade física possa preparar o corpo para o sexo, você ainda precisará, como no caso do Viagra de uma dica psicológica. Ainda é preciso que o desejo venha do órgão sexual mais importante, o cérebro. Uma das teorias da Dra. Meston é que a razão pela qual os casais muitas vezes têm sexo intenso depois de uma briga é porque, como um resíduo fisiológico da raiva, seu batimento cardíaco, pressão sanguínea e nível de endorfina estão altos nesse momento, mas, além disso, estão "ligados" psicologicamente porque fizeram as pazes.

O Papel do Sexo para a Saúde Geral e para a Longevidade

Como o exercício, o sexo pode diminuir o estresse, melhorar o humor e aumentar a auto-estima. Com efeito, algumas vezes os psiquiatras receitam sexo e exercício para pacientes ansiosos. Além disso, o sexo regular com o passar do tempo dá sustento ao conceito do "usar ou perder". Quanto mais ativa sexualmente for a mulher, principalmente nos anos ao redor da menopausa, melhor será seu fluxo sanguíneo genital e sua saúde vaginal. O sexo permite um fluxo sanguíneo regular pelas artérias pélvicas, o que contribui para manter as artérias e o tecido genital em forma. A esse respeito, a atividade sexual regular durante a menopausa pode ajudar também a diminuir a atrofia vaginal — o ressecamento e o adelgaçamento da parede vaginal, que pode causar dor durante o ato sexual e irritação vaginal — ao aumentar o fluxo sanguíneo e a lubrificação.

Um número de estudos sugere que as pessoas que têm sexo com freqüência vivem mais tempo. No entanto, existem problemas com algumas das metodologias desses estudos, particularmente porque os pesquisadores não consideraram os fatores relativos à saúde. Como resultado, os estudos até aqui só mostram uma correlação entre sexo e longevidade, não um relacionamento de causa e efeito. Pior ainda, o estudo de grande porte mais recente não inclui mulheres. De qualquer forma, é importante considerar os resultados dessas pesquisas.

O Primeiro Estudo Longitudinal do Envelhecimento Duke, que começou na Universidade de Duke na década de 50, examinou 270 homens e mulheres durante um período de 25 anos. O estudo descobriu que a freqüência do ato sexual era um prognóstico significativo da longevidade no caso dos homens, enquanto que a satisfação com o ato sexual era um indicador da longevidade para mulheres — indicando, sintetizado os pesquisadores, que quantidade é mais importante para os homens e qualidade mais importante para as mulheres. Nos dois casos, as conclusões parecem indicar que, tendo mais sexo, as pessoas vivem mais, ou devido à atividade sexual ou à gratificação emocional ou ambos. Mas os pesquisadores também observaram que as conclusões — pelo menos com relação aos homens — podem simplesmente refletir o fato de que homens mais saudáveis tendem a ser mais sexualmente ativos.

Um estudo posterior na Suécia associou uma cessação prematura das relações sexuais com um risco maior de mortalidade em homens, enquanto que um outro estudo descobriu que a insatisfação sexual em mulheres pode ser um fator de risco para infartos (nesse estudo, uma causa subjacente para a insatisfação sexual das mulheres era a ejaculação precoce e a impotência em seus parceiros masculinos).

Conclusões de um estudo mais recente em Caerphilly, que acompanhou 2.512 homens da cidade galesa de Caerphilly e cinco aldeias adjacentes, descobriram aquilo que os pesquisadores chamaram de "uma relação inversa entre freqüência orgástica e mortalidade" — mesmo, disseram os pesquisadores, quando os resultados tinham sido ponderados por idade, classe social, padrões no uso do fumo e saúde em geral. Em um artigo escrito em 1997 sobre o estudo no *British Medical Journal*, os pesquisadores — Geoge Davey Smith, Stephen Frankel e John Yarnell concluíram que os homens que haviam tido orgasmos duas vezes ou mais por semana apresentavam índices de mortalidade inferiores por todas as causas. Sugeriram também, com algum humor, que os resultados do estudo poderiam levar a campanhas de saúde pública incitando os cidadãos a ter sexo, como aqueles que aconselham que se coma cinco porções de frutas e legumes por dia. "Os resultados desapontantes que observamos em programas para a promoção da saúde em outras áreas, podem não ser observados quando a promoção refere-se a atividades tão prazerosas", disseram os pesquisadores.

Devemos mencionar que ter orgasmos não é necessário para a preservação da função sexual. Em muitas tradições orientais, particularmente no sexo tântrico (uma forma de atividade sexual que tem como base a respiração, o contato visual, a centralização corporal e outras filosofias orientais sobre o sexo), o contato e a excitação sexual são considerados extremamente saudáveis, mas o orgasmo nem sempre é necessário nem no melhor interesse da longevidade humana.

Dr. Michael F. Roizen, um gerontologista da Universidade de Chicago e autor do livro *Real Age: Are You as Young as You Can Be?* (*Idade real: você é tão jovem quanto pode ser?*) diz que o estudo de Caerphilly é a "prova mais forte de que o sexo pode nos ajudar realmente a nos tornarmos mais jovens e a permanecermos mais jovens". Segundo seus cálculos, o estudo mostra que ter sexo duas vezes por semana pode acrescentar quase dois anos à vida de uma pessoa. Ter sexo satisfatório uma vez por dia, diz Dr. Roizen, pode acrescentar oito.

CAPÍTULO NOVE

Ajude a Você Mesma

Na explicação das causas e dos tratamentos para a disfunção sexual e em nossas sugestões sobre como você pode se concentrar em você mesma e regenerar sua vida sexual, tentamos ser tão úteis quanto possível. No entanto, às vezes, o que é realmente necessário são informações práticas e técnicas básicas. Chegamos à conclusão de que até pessoas que estão totalmente satisfeitas com suas vidas sexuais podem ter espaço para um pouco de criatividade. A seguir, então, algumas dicas do tipo "como fazer" e técnicas para melhorar sua excitação e prazer sexual.

Como Melhorar Sua Excitação e Prazer Sexual em Geral

- A primeira tarefa é abandonar uma abordagem orientada para um objetivo. Tente não imaginar o orgasmo como meta final. Concentre-se, ao contrário, na sensualidade. Especificamente, tente aumentar a consciência de suas outras zonas erógenas — lábios, pálpebras, parte interna da coxa, nádegas, costas, pescoço, pés, orelhas — com carícias, beijos, toques eróticos e massagens suaves. Muitas vezes, quando você abandona o sexo orientado para o orgasmo e para a penetração, o ato se torna muito mais um reflexo da intimidade, da conexão, do erotismo e da excitação. O sexo pode ser muito mais divertido quando a pressão para desempenhar bem diminui. Se, no início de uma experiência sexual, a mulher ficar ansiosa, preocupada que não vai conseguir ter um orgasmo, é provável que seu corpo reaja à ansiedade, fazendo com que seus vasos sanguíneos se contraiam e sua excitação diminua.

- Certifique-se de que você está mantendo abertas as linhas de comunicação com seu parceiro.

- Permita-se o luxo das fantasias. Não se envergonhe delas e tente ser criativa. Algumas mulheres gostam de usar suas fantasias particulares sozinhas ou com o parceiro. Outras gostam de partilhá-las e descrevê-las. Isso depende, em parte, da força do relacionamento e da facilidade de comunicação entre os parceiros. Alguns parceiros podem se sentir ameaçados por suas fantasias a respeito de outros, enquanto que outros parceiros podem achar essas fantasias estimulantes. É importante lembrar que ter uma fantasia é uma coisa, realizá-la é outra totalmente diferente. A maioria das mulheres, e mesmo os homens, dizem que a razão pela qual suas fantasias são tão estimulantes é porque são o tipo de coisa que nunca aconteceria na vida real, e que tampouco iriam querer que acontecesse. Fantasias não têm que envolver outra pessoa ou mais que um parceiro. Podem simplesmente ser acerca de ter sexo em lugares diferentes. Algumas das fantasias mais populares que ouvimos têm a ver com sexo na praia, no elevador ou em um avião.

❖ Use lubrificantes. No sexo seguro, os lubrificantes devem ser à base de água, como KY Gel, Astroglide e Foreplay. Vaselina, óleo de bebê e Crisco podem romper o látex da camisinha. Nonoxynol-9 é um lubrificante espermicida que já vem em muitas camisinhas e que, segundo dizem, pode matar o vírus HIV. No entanto, de acordo com um estudo apresentado na 13ª Conferência Anual sobre Aids, as mulheres que usam Nonoxynol-9 com freqüência quase que triplicam o risco de infecções, portanto é importante conversar sobre essa opção com seu médico. Além de farmácias, as lojas de produtos eróticos também estocam uma ampla variedade de lubrificantes à base de água. Alguns têm sabor, outros são cremosos, outros combatem a sequidão vaginal, e alguns provocam uma agradável sensação de calor e de formigamento nos genitais.

- Tente tipos diferentes de brinquedos ou alimentos sexuais. Alguns casais gostam de usar creme chantilly, molho de chocolate ou mel. Outros gostam de se envolver em um jogo leve de sadomasoquismo. Lojas de produtos eróticos geralmente estocam algemas forradas de pele e presas com velcro, máscaras de seda, plumas e vídeos, bem como uma variedade de kits para jogos sexuais tântricos ou de outros tipos.

- Tente aromaterapia. Lojas de produtos eróticos vendem uma variedade de perfumes que parecem aumentar a energia, o relaxamento e a sensualidade. Até flores frescas podem ajudar a criar um ambiente propício. Alguns óleos também produzem calor e um tipo de formigamento que pode aumentar a excitação.

- Preste atenção no ambiente. Muitas mulheres se preocupam com o ambiente e precisam se sentir confortáveis e seguras para poder desfrutar o sexo. Tome um banho de espuma, acenda velas, ponha uma música suave. Algumas mulheres gostam de usar lingerie para ajudá-las a se sentirem mais *sexy*. Outras muitas precisam de um período de transição para esquecer-se de todo o estresse em suas vidas antes de serem capazes de relaxar e voltar a atenção para sua sexualidade. As mulheres precisam considerar o sexo como parte dos cuidados que têm consigo mesmas, e não simplesmente como algo que fazem para o parceiro ou para o relacionamento.

Como Conversar com Seu Parceiro Sobre Sexo

A primeira regra é a honestidade. Faça com que seu parceiro saiba do que você gosta e o que você quer, mas nunca, jamais, finja que teve um orgasmo. É tentador, é fácil e muitas mulheres o fazem, mas cria um problema ao estabelecer um ciclo negativo do qual pode ser muito difícil sair. É verdade, seu parceiro quer que você tenha um orgasmo, e a mulher muitas vezes pensa que ao fingir um orgasmo está fazendo um favor a seu parceiro. Porém a desvantagem é que, com isso, ela está desvalorizando sua própria sexualidade. Ela está também privando a si mesma e a seu parceiro da oportunidade de descobrir o que lhe dar prazer.

Quando e se uma mulher que vem fingindo ter orgasmos desejar tentar melhorar sua resposta sexual, o ato de confessar que ela estava fingindo pode ser devastador para seu parceiro, muitos vezes aumentando o problema e prejudicando o relacionamento. Se você esteve fingindo ter orgasmos, nunca é demasiado tarde para contar a verdade a seu parceiro, mas esteja preparada, porque, com certeza, ele vai se sentir enganado. É provável que o relacionamento leve bastante tempo para ser reparado, e para que você possa ir adiante e buscar sua própria cura sexual.

Se for simplesmente impossível dizer a verdade ao parceiro, outra opção pode ser modificar seu comportamento, expressando sua necessidade de mudar as atividades para aumentar seu prazer sexual. Isso pode funcionar em alguns casos, mas chegar ao orgasmo com um parceiro exige cooperação e comunicação. É um esforço conjunto no qual, idealmente, ambos os parceiros devem estar investindo.

Realmente a melhor alternativa é, desde o início do relacionamento, dizer ao parceiro o que fazer para lhe satisfazer sexualmente. Só 20 a 30% das mulheres têm orgasmos como resultado da penetração vaginal apenas; a maioria precisa da estimulação direta do clitóris para chegar ao orgasmo. Se você precisa de mais estimulação, mostre a seu parceiro o que lhe dá prazer ou aprenda a sentir-se à vontade para fazê-lo você mesma (para dicas de como ter um orgasmo durante o ato sexual, veja páginas 285 a 291).

A maioria dos homens aprende como dar prazer sexual a uma mulher — se é que o fazem — com amigos (a maioria dos quais estão mal-informados), pornografia (a maioria da qual é feita para a excitação masculina, e não para a feminina) ou educação sexual na escola (normalmente anatomia e sexo mais seguro, e não técnicas sexuais). Obviamente, essas não são as melhores fontes. A não ser que o homem esteja com uma mulher preparada para lhe ensinar o que fazer, ele pode ter relações com cem mulheres mais e ainda assim não ter idéia. Todas as mulheres são diferentes e, portanto, é responsabilidade de cada mulher dizer a seu parceiro do que gosta. Uma mulher que conhecemos estava se preparando para consumar seu relacionamento com o namorado em umas férias românticas nas Bermudas e esperava que, porque ele já tinha tido tantas mulheres, seria um amante maravilhoso. Tinham conversado bastante sobre suas escapadas sexuais anteriores e ambos estavam desejando partilhar sua experiência sexual nesse ambiente tão romântico. Para sua surpresa, no entanto, ele não tinha idéia da anatomia sexual básica de uma mulher. Em vez de fingir um orgasmo, no dia seguinte ela desenhou um diagrama na areia rosada de uma das praias das Bermudas, fazendo um esboço da vagina e do clitóris e lhe mostrando como é que ela gostava de ser tocada. Alguns casais descobrem que é útil se auto-estimular um diante do outro; isso também pode ser uma alternativa divertida para substituir o ato sexual mais comum (para maiores informações sobre como se auto-estimular, veja páginas 280-284.)

Mulheres que se sentem envergonhadas ou constrangidas de tocar no assunto de sexo com seu parceiro, ou que acham que não dirão a coisa certa e podem ofendê-lo, podem tentar introduzir vídeos e livros eróticos educativos no relacionamento (para sugestões, veja nossa seção de Recursos, no fim deste capítulo). Muitas mulheres descobrem que, se elas trazem um vídeo para casa, o casal pode vê-lo junto, o que torna mais fácil iniciar uma conversa sobre sexo e o relacionamento.

Para discussões mais amplas sobre suas necessidades sexuais, o melhor momento para conversar provavelmente não é durante o ato sexual. Como esse é um momento íntimo e vulnerável, é mais provável que o parceiro possa se sentir criticado ou magoado. A mulher pode fornecer diretrizes positivas e encorajamento quando seu parceiro está fazendo algo corretamente e certamente deve avisá-lo, tão carinhosamente quanto possível, se ele estiver fazendo alguma coisa que seja desconfortável ou desagradável. Se você quiser falar sobre o assunto depois, ou quiser introduzir uma nova idéia sexual no relacionamento, falar sobre isso quando vocês não estão bem no meio do ato sexual pode ajudar a diminuir a pressão. O que ajuda também é focalizar somente no positivo, ou seja, "eu adoro quando você __________", "eu adoraria se você fizesse __________mais vezes", ou "seria bastante excitante experimentar __________".

Como Fazer os Exercícios Kegel

O fortalecimento dos músculos pubococcígeos (pc) ou assoalho pélvico, músculos que rodeiam o orifício da vagina, pode lhe ajudar a intensificar a excitação e o orgasmo. Isso lhe permitirá agarrar o pênis com mais força, aumentando a excitação tanto para você como para seu parceiro. Os exercícios Kegel receberam esse nome devido a Arnold Kegel, o ginecologista que os criou. Fazê-los diariamente irá fortalecer os músculos do assoalho pélvico, e isso não só ajuda o controle da bexiga como também pode contribuir para orgasmos mais intensos e maior prazer sexual.

Para fazer os exercícios Kegel, primeiro identifique os músculos do assoalho pélvico apertando como se quisesse parar a urina que já tinha começado a sair. Esses são os músculos que você precisa exercitar. Pratique parando e depois recomeçando o fluxo da urina quando estiver urinando. Quando não estiver urinando, pratique a contração dos músculos. Você pode fazer isso a qualquer momento, em qualquer lugar — deitada, sentada, de pé, no escritório, no carro, na fila do supermercado. Ninguém pode ver o que você está fazendo.

Comece contraindo a vagina por 2 a 3 segundos, repetindo dez vezes. Repita essas séries de 10 no decorrer do dia. Você deve fazer no mínimo 5 séries, ou seja, 50 contrações por dia. À medida que seus músculos vão se fortalecendo, vá aumentando gradualmente o tempo de cada contração para 8 ou 10 segundos. Quanto mais você segurar a contração, mais eficaz será o exercício, e mais fortes ficarão os seus músculos.

Julie Tupler é uma enfermeira qualificada que criou um programa para mulheres grávidas chamado Maternal Fitness (Boa Forma Maternal) que acabou se transformando em um livro com o mesmo nome (veja a seção de Recursos no fim deste capítulo). Recomendamos o livro para todas as mulheres, estando ou não grávidas, porque ele enfatiza o fortalecimento dos músculos de todo o assoalho pélvico e do abdômen interno. A autora concentra seus esforços não só nos exercícios Kegel, mas também em exercícios transversais (por exemplo, sentada com suas costas apoiadas na parede, murchar e manter presos os músculos do estômago lentamente na chamada maneira "elevador"). Esses exercícios melhoram significativamente o controle dos músculos, a boa forma, e até mesmo a resposta sexual.

Como se Auto-estimular

A masturbação é uma expressão natural e saudável da sexualidade que ajuda a mulher a conhecer seu próprio corpo e a aprender aquilo que lhe dá prazer. Cerca de 80% das mulheres se masturbam, pelo menos de vez em quando. Infelizmente, muitas mulheres não entendem sua anatomia sexual básica. Algumas nem sabem como são seus genitais (para ajuda, veja o Capítulo 3 sobre anatomia feminina).

Para começar, arranje algum tempo para você, em que esteja sozinha, sem crianças, parceiro ou outras distrações. Algumas mulheres usam vídeos ou fantasias para acrescentar algo ao ambiente erótico. Outras preferem tomar um banho ou uma chuveirada antes, ou acender velas e botar um som apropriado. Prepare lubrificantes, algo que melhora a excitação sexual de maneira significativa. Algumas mulheres gostam de usar gel à base de água, como o KY ou combinações mais exóticas compradas em lojas de produtos sexuais (veja nossa seção de Recursos no fim deste capítulo). Outras simplesmente usam seus dedos umedecidos com saliva.

A seguir, deite de costas, ou de bruços, ou sente-se. Assim como com o sexo com parceiro, não existe uma posição "correta". Se essa é a primeira vez, você pode querer examinar seus genitais primeiro, abrindo suas pernas e usando um espelho. É melhor um espelho de mão, mas qualquer espelho resolve. Se você fica constrangida de se olhar, uma possibilidade é começar simplesmente sentindo seus genitais com os dedos. Se isso também a constrange ou lhe parece desagradável, sinta os genitais com a mão. Comece acariciando e tocando o corpo todo com as mãos, os seios, a barriga, os braços, a parte interna das coxas e outras zonas erógenas. Experimente e pratique acariciar seus genitais em áreas diferentes. Acaricie o clitóris, diretamente ou sobre o osso púbico bem acima dele. Toque os grandes lábios, os pequenos lábios, a uretra e o períneo. Adquira um sentido de propriedade e agência sobre seu corpo. O único objetivo aqui é conhecer seu próprio corpo e aquilo que lhe dá prazer.

Experimente com tipos diferentes de toque — mais forte, mais suave, mais rápido, mais lento. Todas as mulheres são diferentes. Algumas gostam de esfregar o clitóris, suave e ritmicamente, com um ou mais dedos, aumentando a intensidade gradualmente de uma forma que lhes dê prazer. Outras gostam de esfregar a área mais ampla ao redor do clitóris ou exercer pressão sobre o osso púbico acima dele e a uretra abaixo dele. Isso pode ser feito junto com a estimulação vaginal — algo de que muitas mulheres também gostam — ou em vez dela. A estimulação vaginal pode ser feita utilizando um dedo ou um vibrador e envolve penetração e estimulação das áreas ao redor e no interior da vagina. A mulher pode esfregar para cima e para baixo, para um lado e para o outro, fazendo círculos, tentando vários níveis de pressão. Algumas mulheres gostam também de estimular a área no interior e ao redor de seu ânus. Pratique apertar e relaxar os músculos do assoalho pélvico ao mesmo tempo em que se estimula. E respire profundamente; isso lhe ajudará a relaxar e a se concentrar, e o câmbio do ar no seu corpo com a respiração profunda ajudará a aumentar a excitação. Uma vez mais não faça do orgasmo a única meta, simplesmente se concentre em aumentar a estimulação e a fazer aquilo que lhe dá prazer.

Algumas mulheres se masturbam cruzando as pernas e exercendo uma pressão rítmica sobre a área genital. Muitas gostam de balançar a pelve enquanto se masturbam. Continue a experimentar e a descobrir o que lhe dá prazer. Permita-se desfrutar o processo.

Muitas mulheres não gostam da idéia de se tocar diretamente, ou preferem uma estimulação mais intensa usando um vibrador (no entanto, conforto e familiaridade com seu corpo são componentes importantes da estimulação sexual). O vibrador ajuda porque fornece um nível de estimulação que nenhum ser humano pode produzir. Muitas mulheres (e homens) pensam erroneamente que o vibrador poderá causar uma falta de interesse no parceiro. É verdade que o orgasmo pode ocorrer mais facilmente com o vibrador, mas sexo é algo mais que um mero orgasmo. Nenhuma máquina pode substituir a intimidade, o contato corporal e a conexão humana. Idealmente, o vibrador pode ser utilizado para incorporar tudo que a mulher aprendeu sobre seu corpo no relacionamento. Há inúmeros tipos diferentes de vibradores. Alguns estimulam o clitóris diretamente e podem ser usados durante o ato sexual com um parceiro. Outros têm a forma de um pênis para uso dentro da vagina. Algumas mulheres gostam de inserir um vibrador na forma de pênis na vagina ao mesmo tempo em que se auto-estimulam no clitóris (para detalhes e disponibilidade, veja nossa seção de Recursos no fim deste capítulo).

Depois que você se sentir confortável com a masturbação, compartilhe o que aprendeu com seu parceiro. Se você se sentir confortável, deixe que seu parceiro olhe enquanto você se masturba, e depois lhe ensine como estimulá-la da forma que você gosta. Comece guiando-lhe a mão, depois vá fornecendo direções. Se você está sem parceiro, a auto-estimulação por si só é normalmente uma boa maneira de manter uma sexualidade saudável.

Duas referências excelentes para aprender mais sobre auto-estimulação são *Becoming Orgasmic* (*Tornando-se orgástica*), de Julia R. Heiman e Joseph Lopiccolo, e *Sex for One* (*Sexo para um*), de Betty Dodson, disponíveis em formato de livro e de vídeo. Ambos fornecem detalhes sobre o corpo feminino e como se auto-estimular.

Como Praticar Sexo Muito Erótico Sem Penetração (VENIS)

VENIS, sigla em inglês para Very Erotic Noninsertive Sex ou Sexo Muito Erótico Sem Penetração, é, como o próprio nome diz, sexo sem a penetração vaginal. Para praticá-lo é preciso ter uma visão mais ampla do que é o sexo, indo além do ato sexual para concentrar-se em atividades que não sejam orientadas para uma meta. Em outras palavras, VENIS tem como objetivo transformar as preliminares em ato principal. Isso pode envolver uma grande variedade de atividades, que podem ou não levar ao orgasmo, mas que podem todas elas ser eróticas e estimulantes: uma "luta" erótica com o maior contato corporal e genital possível, massagear um ao outro com óleos e outros produtos, estimulação manual, um leve jogo sadomasoquista, masturbação mútua, dança erótica, inserção do pênis entre os seios ou entre as nádegas, e beijos por todo o corpo são apenas algumas das possibilidades.

Muitos casais descobrem que se envolver em atividades VENIS diminui a pressão quando estão tendo dificuldade devido à disfunção erétil ou sequidão vaginal. Outros casais que gostam de VENIS desejam apenas acrescentar variações ao tema mais comum do ato sexual. VENIS é também uma excelente alternativa de sexo seguro porque a maioria das atividades VENIS não inclui o intercâmbio de fluidos corporais. VENIS exige comunicação verbal e corporal entre os parceiros e isso pode intimidar em um primeiro momento. No entanto, a maioria dos casais que incorporaram VENIS em suas vidas sexuais relata que sua satisfação sexual e suas técnicas de comunicação sexual melhoraram enormemente.

Como Ter um Orgasmo Durante o Ato Sexual

A maioria das mulheres não tem orgasmos só com o ato sexual, e um tipo de orgasmo não é melhor que o outro. No entanto, para as muitas mulheres que vêm nos ver e dizem que gostariam de ter um orgasmo com a penetração, descrevemos a seguir posições e técnicas que podem ajudar a mulher a ter um orgasmo com um parceiro durante o coito:

- Tente a posição "papai-e-mamãe" com uma inclinação pélvica; essa posição ajuda o pênis a tocar o local do ponto G, ou aquilo que hoje sabemos ser a parte do clitóris que se estende na direção da parede vaginal anterior, ou lado da barriga. A mulher deve estar deitada de costas, embaixo do homem, com a pelve ligeiramente levantada. A vulva deve ser colocada em um ângulo que lhe permita exercer pressão no osso pélvico do parceiro, friccionando o clitóris, a uretra e os pequenos lábios contra ele. Experimente com ângulos diferentes, que façam o pênis mudar de ângulo também, para ver qual deles é melhor. Um ou mais travesseiros colocados debaixo das nádegas da mulher podem ajudar, ou então se o parceiro levantá-las com as mãos. Veja Figura 9.1.

- Tente a técnica de alinhamento do coito (CAT em inglês), desenvolvida pelo psicoterapeuta Edward W. Eichel. Seu parceiro deve deitar entre suas pernas, apoiando-se nas mãos e não nos cotovelos, para minimizar o estresse na parte superior de seu torso. Ele deve empurrar sua pelve para a frente, saindo da posição "papai-e-mamãe" padrão para aquela conhecida como "posição passando por cima da área pélvica" garantindo

Figura 9.1 Posição "papai-e-mamãe" com inclinação pélvica

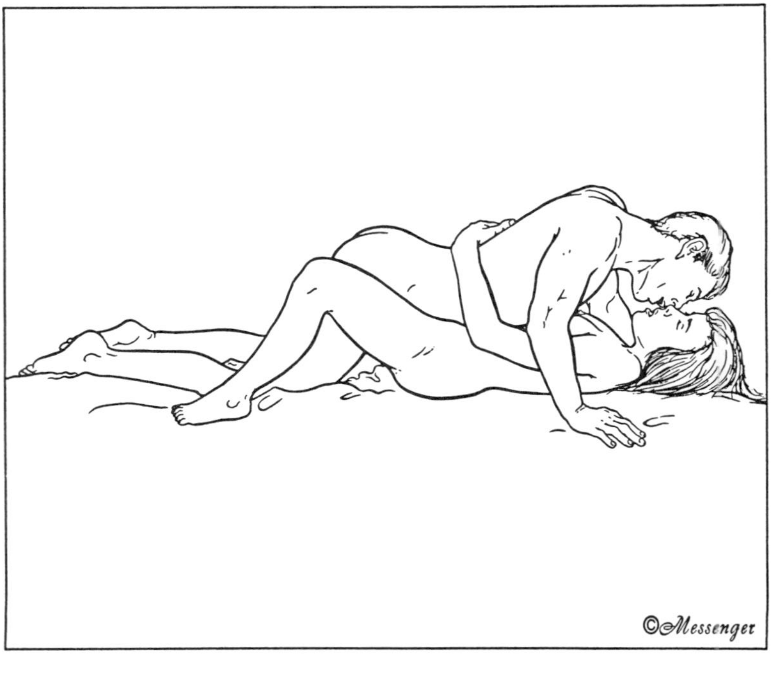

que a base do pênis entre em contato direto com o clitóris. Você e seu parceiro começam, então, um movimento de balanço rítmico, coordenado, para a frente e para trás, em vez da investida peniana normal. Você dirige o movimento para cima, enquanto seu parceiro dirige o movimento para baixo, garantindo que a conexão pênis-clitóris seja mantida constantemente através de pressão e contrapressão. Veja Figura 9.2.

❖ Fique por cima. Isso permite que a mulher regule a posição de sua pelve e possa ter mais controle da fricção da

Figura 9.2 Técnica de alinhamento do coito (CAT)

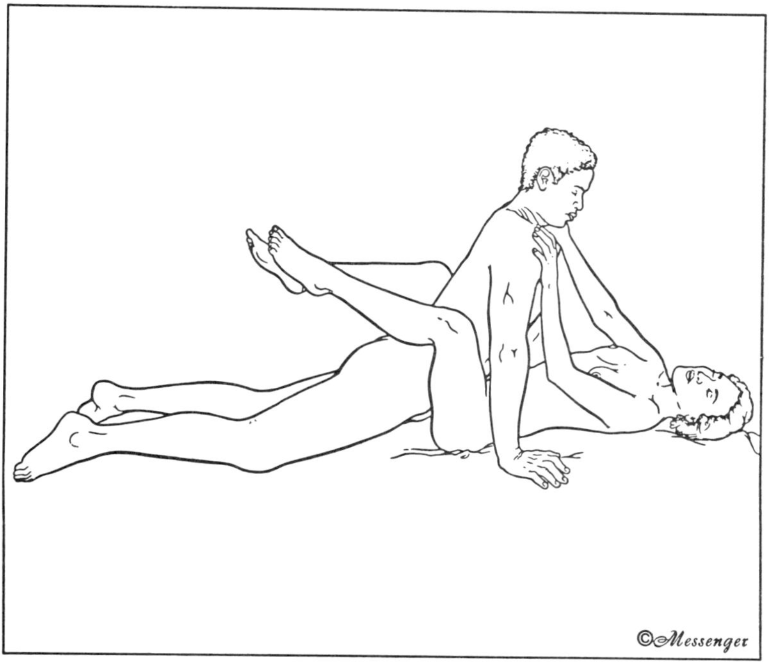

base do pênis enquanto esse se esfrega contra os lábios e o clitóris. Isso pode levar ao orgasmo clitoriano. Ela pode também usar a posição para permitir investidas mais profundas em sua vagina, que podem levar à estimulação do colo do útero e a um orgasmo do assoalho pélvico (veja Estimule o colo do útero, p. 290). Essa posição pode ser realizada com seu parceiro deitado ou sentado e pode compreender um movimento de cadeira de balanço que muitos casais acham estimulante devido à penetração profunda e a estimulação clitoriana. Veja Figura 9.3.

Figura 9.3 Posição clássica com a mulher por cima

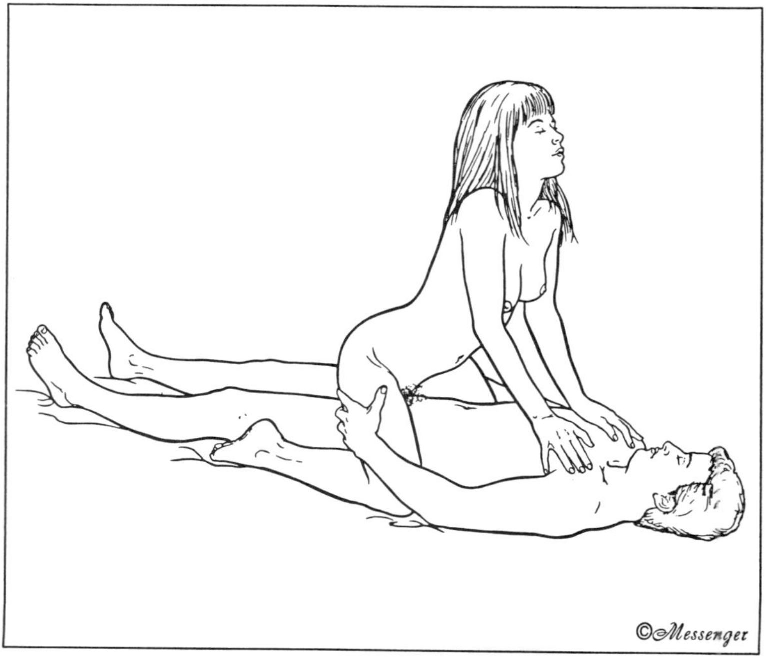

- Flexione os músculos de seu assoalho pélvico: os exercícios Kegel, contraindo sua vagina como se você estivesse tentando parar o fluxo da urina, desenvolve os músculos do seu assoalho pélvico ou pc. Muitas mulheres flexionam esses músculos durante o ato sexual para conseguir agarrar com mais força o pênis do parceiro e dar-lhe mais prazer. Mas a flexão desses músculos, especialmente se eles estão bem exercitados, pode lhe dar prazer também. Quanto mais fortes forem esses músculos, tanto mais você poderá contrair sua vagina, e isso irá criar uma fricção maior contra o pênis de seu parceiro e mais estimulação da parte de seu clitóris que está encostada na parede vaginal. Tente apertar menos durante o ato sexual e depois com bastante força quando você sentir que está se aproximando do orgasmo. Algumas mulheres relatam que isso lhes dá um orgasmo especialmente intenso. Além disso, a prática desse exercício durante a maturidade pode também diminuir a probabilidade de incontinência no futuro.

- Fique com as pernas fechadas. Para ter prazer na posição "papai-e-mamãe", nem sempre é preciso que você fique com as pernas totalmente abertas. Manter as pernas juntas pode criar fricção de pênis na glande clitoriana visível e pode levar ao orgasmo clitoriano. Quando seu parceiro já inseriu o pênis em sua vagina, feche as pernas bem apertadas e diga-lhe que coloque as pernas dele por fora das suas. Ele pode ajudar apertando suas pernas ainda mais com as coxas dele. O que pode ajudar também é se ele empurrar a pelve dele para a frente, fazendo com que seu osso púbico cause pressão e se esfregue no seu clitóris e pequenos lábios (veja posição "papai-e-mamãe" com inclinação pélvica, anteriormente). Ele deve, então, começar a mexer o pênis, lentamente e com ritmo, para que esse esfregue a base da glande clitoriana. Ele pode aumentar a velocidade à medida que você ficar mais excitada e estiver se aproximando do orgasmo.

❖ Estimule o colo do útero. Muitas mulheres acham a investida peniana contra seu colo do útero desconfortável ou até mesmo dolorosa. Para outras mulheres a estimulação cervical é a chave para o orgasmo. Para saber se isso funciona com você, você precisa encontrar uma posição que permita a penetração profunda, e que o pênis atinja o colo do útero, que é a pequena abertura cilíndrica do útero, na extremidade mais distante da vagina (para mais detalhes, veja o Capítulo 3 sobre anatomia sexual feminina). Tente deitar de costas, segurando seus joelhos no peito, ou descansando suas pernas nos ombros de seu parceiro, ou fique de quatro e se incline para a frente apoiando-se nos cotovelos enquanto seu parceiro penetra em sua vagina por trás. Para estimulação cervical máxima, fique em cima de seu parceiro, de frente para os pés dele. (É muito importante ter cuidado com essa posição porque ela força o pênis a dobrar-se em uma posição vulnerável que pode causar uma fratura peniana.) Veja Figura 9.4.

Figura 9.4 Posição para estimulação cervical

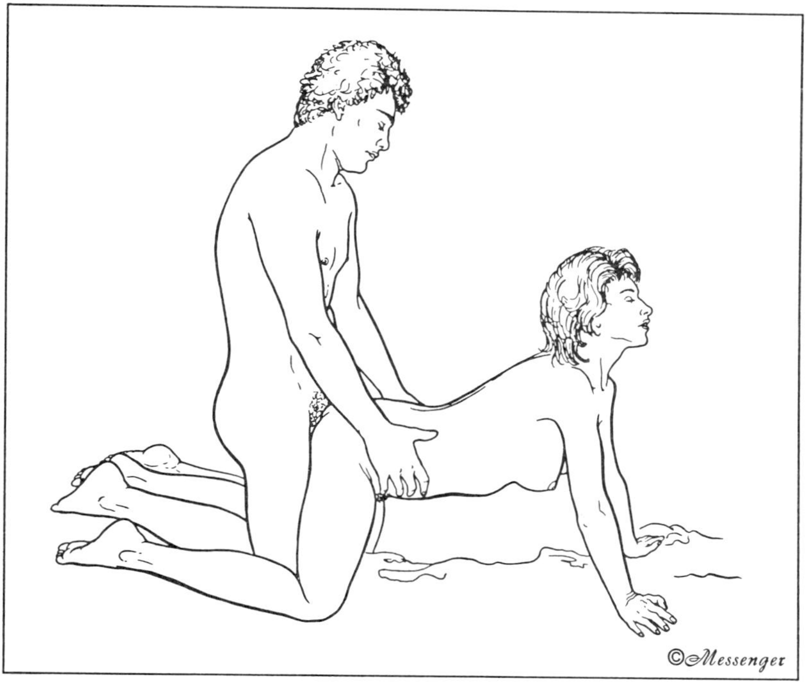

Como Ejacular

Existe alguma polêmica a respeito da ejaculação feminina, se é possível que uma mulher aprenda a fazê-lo ou se é apenas uma capacidade natural, ou até se ela existe realmente. Kim Airs, uma educadora sexual e proprietária da Grand

Opening!, uma butique sexual em Brookline, Massachusetts, sugere que as mulheres podem, na verdade, aprender a ejacular. Gostaríamos de enfatizar, no entanto, que isso é apenas mais um aspecto da sexualidade a ser investigado, e não necessariamente para a satisfação sexual.

A ejaculação feminina pode ocorrer quando a área interna ao redor da uretra é estimulada. Essa área também é conhecida como esponja parauretral ou, mais comumente, como o ponto G. A esponja parauretral é um tecido esponjoso que corre ao longo da uretra e do seu pescoço, ou orifício. A área pode estar localizada em qualquer ponto a uma distância que pode variar entre o tamanho de uma articulação de dedo ou uma articulação e meia para dentro da vagina (e não perto do colo do útero como muitas pessoas são levadas a acreditar). O ponto G é localizado na parede anterior ou frontal do interior da vagina e, ao tocá-lo, sente-se como se fosse um pontinho macio, semelhante à ponta do nosso nariz, no interior do canal vaginal. É possível encontrar e sentir o pontinho inserindo os dedos na vagina e girando-os ao redor da parede vaginal. A maior parte da área interna da vagina terá uma textura encrespada, enquanto que o ponto G, na parte frontal, será macio. Essa é a área a ser estimulada se você quiser provocar uma ejaculação.

A área pode ser estimulada facilmente inserindo um dedo ou dois (os seus próprios ou os de seu parceiro), um dispositivo sexual em forma de curva ou um vibrador e pressioná-los contra o ponto. Também pode ser estimulado inserindo só a cabeça do pênis na vagina e esfregando a crista coronal do pênis contra a área macia. Para estimular a área com os dedos, toque a área como se você estivesse esfregando a parte de trás do clitóris, fazendo um movimento como o gesto de "venha aqui" com seus dedos. O movimento e a leve pressão devem fazer com que a área inche com o fluido que se junta na esponja parauretral. Fisiologicamente isso é semelhante ao que sucede quando o pênis é estimulado e fica ereto.

A ejaculação pode ocorrer quando a mulher tem a sensação de que tem uma necessidade urgente de urinar. A sensação é exatamente igual à de estar "apertada". Para evitar qualquer dúvida, você poderia urinar antes de ter relações sexuais o que, aliás, é sempre uma boa idéia. Se você não quer molhar a cama — ou seja lá qual for o local onde isso está ocorrendo —, pode ser uma boa idéia colocar toalhas embaixo de você, entre seus quadris e joelhos.

O próximo passo é empurrar os músculos do seu assoalho pélvico para fora, como se você estivesse em trabalho de parto ou tentando expulsar um tampão. Isso modificará a aparência externa de seu orifício vaginal e muitas vezes exibirá também o tecido muscular ao redor da uretra. Umas poucas gotas podem pingar da vagina, ou é possível que você solte uma grande quantidade de fluido que sairá em borbotões. Esse fluido é praticamente transparente e relativamente sem cheiro (embora isso possa mudar de acordo com o ciclo menstrual da mulher).

Lembre-se, no entanto, de que a quantidade do fluido produzido não reflete o grau de prazer da experiência sexual, nem qualquer "falta de feminilidade". Algumas mulheres ejaculam inconscientemente todas as vezes que fazem sexo, e muitas nunca ejaculam.

Como Executar as Técnicas da "Compressão" ou do "Parar e Recomeçar" para Evitar a Ejaculação Precoce

Ao lado da disfunção erétil, a ejaculação precoce é talvez a explicação mais comum para que o parceiro masculino não consiga ter uma relação sexual satisfatória com sua parceira. Partindo do princípio que o homem não tem explicações médicas para suas dificuldades, existem dois tratamentos básicos para a ejaculação precoce nos quais a parceira também pode se envolver.

- Na técnica da "compressão", o homem inicia primeiramente com auto-estimulação, até chegar quase ao ponto de "inevitabilidade ejaculatória". Em outras palavras, ele irá usar a técnica da compressão assim que sentir a necessidade de ejacular. A maior parte dos homens consegue identificar esse momento. A técnica da compressão envolve colocar os dedos ao redor da cabeça do pênis e pressionar o frênulo — a pequena dobra triangular de pele na parte de baixo, bem abaixo da ponta do pênis, ou glande — e logo acima da crista coronal, o aro na parte frontal do pênis que separa a glande do corpo. O aperto deve durar cerca de quatro segundos. Quando o homem sentir que está sob controle, a estimulação pode continuar.

Quando o homem consegue fazer isso sozinho, ele deve fazê-lo na presença de sua parceira. O próximo passo é a relação sexual, inicialmente com a mulher em cima, porque coloca o homem em uma posição que lhe permite fazer a compressão. O casal deve começar com aquilo que é chamado de coito ou penetração "sem demanda", ou seja, ambos ficam parados, sem investidas do pênis. Se a qualquer momento o homem sentir que está próximo da ejaculação, ele pode retirar a mulher colocando as mãos sob suas nádegas e levantando-a. A mulher desmonta e ele — ou ela — aperta a base do pênis, continuando com o coito sem movimento até que o homem sinta que está sob controle.

A idéia é que o casal vá se excitando lentamente até chegar às investidas penianas, parando quando necessário para a compressão. O homem também pode apertar seu pênis na base periodicamente durante o ato sexual se for necessário. Embora o aperto diminua a urgência de ejacular, ele pode também provocar uma perda parcial da ereção. (Veja Figura 9.5.)

❖ O método de parar e recomeçar faz exatamente o que diz. Durante o ato sexual, quando o homem sente que está a ponto de ejacular, ele pára e sai da vagina da parceira. Quando sentir que recuperou o controle, recomeça. À

Fig. 9.5 A técnica da compressão

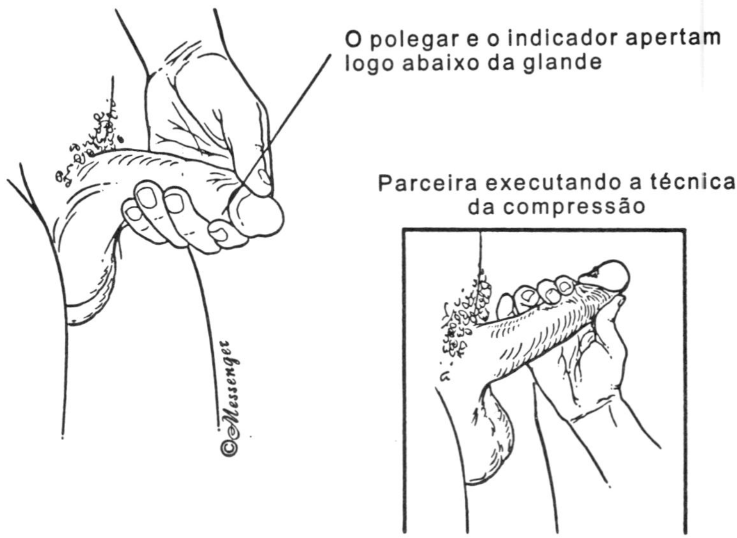

medida que o pênis for ficando menos sensível, é provável que ele possa apenas parar de mexer sem ter que sair da vagina. Como no caso da técnica da compressão, é essencial que a parceira seja compreensiva e esteja disposta a cooperar. Outra coisa que pode ajudar é começar o ato com posições que exigem um mínimo de fricção, tais como lado a lado ou de frente um para o outro.

Obviamente, muitas vezes, combinam-se as duas técnicas. O caso é: elas funcionam? A ejaculação precoce é um problema de difícil tratamento, e vencê-lo exige muita paciência, prática e autocontrole. Também leva muito tempo, talvez meses. O índice de sucesso do tratamento não é tão alto como no caso de outros distúrbios. Alguns médicos dizem hoje em dia que é possível ter mais sucesso no tratamento da ejaculação precoce com antidepressivos como Prozac, Zoloft ou Anafranil (veja o Capítulo 7 para maiores informações).

Como Falar Sobre Problemas Sexuais Com Seu Médico

Lembre-se, primeiramente, que o médico também é um ser humano e que ele ou ela poderá ficar igualmente ansioso de ter que discutir sexualidade com pacientes. Não considere isso uma coisa pessoal ou que o desconforto que o médico possa sentir esteja relacionado com você. Embora a anatomia e a fisiologia possam ter sido amplamente tratadas na Universidade, até o ponto em que a anatomia sexual feminina é conhecida, cursos sobre sexualidade humana ou história sexual são um fenômeno relativamente recente e nem sempre ministrados em todos as faculdades de medicina.

No entanto, em segundo lugar, não aceite uma resposta negativa. Alguns médicos podem querer minimizar seu problema ou descartá-lo, mas isso acontece porque provavelmente não sabem como ajudá-la. Acham que pode ser psicológico, ou não estão a par de tratamentos possíveis. Por essas razões, se, quando for consultar seu médico, estiver bem instruída e informada sobre o assunto, você o estará ajudando e ajudando a si mesma. A maioria dos médicos não foi treinada para tratar de problemas sexuais, e, devido à quantidade restrita de informação existente na literatura no momento, são poucos o que estão cientes da pesquisa mais recente nesse campo. Se seu médico evitar abordar seus problemas sexuais, admita que o tema é constrangedor para os dois, mas deixe claro que sua sexualidade é uma parte essencial de você. Comece a conversa de uma maneira positiva: "Tenho a esperança de que o senhor (a senhora) possa me ajudar a solucionar um problema que eu tenho."

Muitas mulheres descobrem que é útil trazer algum livro ou artigo para o médico para começar a conversa: "Eu estava lendo esse artigo e gostaria de saber o que o senhor acha." Ou leve este livro com você!

Finalmente, seja persistente. Se você não obtiver a resposta que deseja, não se sinta culpada por decidir procurar outro médico (veja nossa seção Recursos no fim deste capítulo). Nosso objetivo é ajudar seus médicos e as demais pessoas que cuidam de sua saúde para que eles a ajudem a atingir plenamente seu potencial sexual. A maioria dos médicos terá toda a boa vontade em ouvir seus comentários e ficará contente de aprender qualquer nova informação que você forneça. É bastante possível que seu médico já lhe tenha encorajado a procurar outro, se ele ou ela já gastaram todos seus recursos sem sucesso. Infelizmente, com muita freqüência, a primeira recomendação externa é para um terapeuta, presumindo que o problema é totalmente psicológico. Assim era a história da disfunção erétil masculina há 20 anos.

Se você está tendo problemas de encontrar um médico que esteja disposto a falar sobre questões sexuais, poderia tentar buscar nas páginas amarelas ou pedir ao hospital de sua área que lhe recomende um centro de saúde da mulher. Se o centro tampouco cuidar de doenças da função sexual, eles provavelmente terão uma rede de médicos que têm simpatia pelas questões femininas.

Como Encontrar um Bom Terapeuta Sexual

Na busca de um terapeuta, o ideal é tentar encontrar alguém que não só tenha qualificações e experiência como terapeuta sexual, mas que também tenha formação em terapia geral. Desse modo, ele/ela poderá tratar tanto de seus problemas sexuais, como também das questões emocionais mais amplas ou dos conflitos de relacionamento que possam surgir. Se você precisar ajuda com seu parceiro, seu terapeuta deve também ter experiência de terapia de casal. Terapeutas devem ser licenciados, ou seja, devem ter recebido a educação e o treinamento adequados e ter obtido as autorizações necessárias para exercer a profissão. A licença exige que terapeutas respondam a órgãos reguladores que, por sua vez, exigem treinamento contínuo e competência; que mantenham um controle de qualidade; e que lhe dêem os recursos com os quais atuar se você tiver uma queixa ou sentir que foi tratada de maneira pouco ética.

Terapeutas podem ser assistentes sociais clínicos, psicólogos ou psiquiatras. Isso não importa muito, desde que você se sinta confortável; no entanto, os psiquiatras são graduados em medicina e têm a autorização para receitar medicamentos. É perfeitamente aceitável que você indague sobre o treinamento de seu terapeuta, e se ele/ela tem experiência no tratamento de seu problema específico. Também é aceitável perguntar sobre honorários.

Embora a terapia sexual propriamente dita não seja normalmente coberta pelo seguro de saúde, poderá ser incluída sob itens como problemas matrimoniais ou sob um diagnóstico mais amplo como depressão, ansiedade, ou distúrbio de estresse pós-traumático, dependendo da natureza do seu problema. Os planos de saúde variam. Informe-se sobre o que está disponível em seu caso e verifique com seu terapeuta.

QUESTIONÁRIO DE AUTO-AVALIAÇÃO SEXUAL

Como Determinar se Você Tem um Problema Sexual e se Uma Intervenção Médica Pode Ajudá-la.

O questionário que se segue tem como objetivo ajudá-la a começar a definir se seu problema é psicológico, fisiológico, ou uma combinação dos dois. Obviamente, este questionário não substitui seu médico ou terapeuta, mas pode ser que o coloque na direção certa e lhe dê a atitude mental apropriada para que você procure ajuda.

Você vem sofrendo de problemas com sua função sexual tais como sequidão vaginal, menor sensibilidade genital ou dificuldade para chegar ao orgasmo e está se perguntando se essas coisas podem ser um problema médico ou fisiológico? As perguntas que se seguem lhe ajudarão a descobrir se uma intervenção médica pode ajudá-la. Veja a página 304 para as respostas e outras explicações.

Responda Sim se você estiver de acordo com as afirmações que se seguem.

1. Durante a estimulação sexual, as carícias preliminares e/ou o ato sexual propriamente dito eu sofro dos seguintes problemas sexuais: (marque todos aqueles que são aplicáveis no seu caso)

a) sequidão vaginal	Sim	Não
b) falta de sensibilidade genital (formigamento/calor com a excitação sexual)	Sim	Não
c) dificuldade para ter um orgasmo	Sim	Não
d) perda de intensidade no orgasmo (os orgasmos parecem amortecidos)	Sim	Não
e) dor genital com ou sem contato sexual	Sim	Não
f) falta de interesse sexual	Sim	Não

2. Sinto que meus problemas sexuais prejudicaram meu desejo por sexo. Em outras palavras, se o sexo não fosse doloroso, frustrante ou sem graça, eu estaria mais interessada.

Sim Não Não sei

3. Noto que tenho as mesmas dificuldades sexuais seja com meu parceiro ou quando me auto-estimulo sozinha.
Sim Não Não sei Não me auto-estimulo

4. Houve uma época em que eu estava satisfeita com minha resposta e/ou interesse sexuais.
Sim Não Não sei

5. No momento estou sendo tratada com medicamentos e/ou psicoterapia para:

a. depressão Sim Não
b. ansiedade Sim Não
c. alguma doença psiquiátrica Sim Não

6. Sinto que:

a. Meu parceiro sabe o que fazer para me satisfazer sexualmente Sim Não
b. Não tenho problemas em dar indicações a meu parceiro sobre como me estimular sexualmente.
Sim Não
c. Sinto-me muito próxima de meu parceiro e há grande intimidade emocional entre nós Sim Não
d. A comunicação geral/sexual que tenho com meu parceiro é adequada. Sim Não
e. Não tenho parceiro no momento. Sim Não

7. Tenho uma história de abuso ou trauma sexual

Sim Não Não sei

Se a resposta for Sim

a. Nunca contei a ninguém Sim Não

b. Nunca denunciei à polícia Sim Não

c. Não tive nenhum aconselhamento Sim Não

d. Sinto que essa história influencia minha vida sexual atual. Sim Não

8. As seguintes situações aplicam-se em meu caso:

a. Fiz uma histerectomia ou outra cirurgia pélvica Sim Não

b. Estou na pós-menopausa Sim Não

c. Tenho doença cardiovascular Sim Não

e. Sou fumante Sim Não

f. Estou tomando antidepressivo (tais como Zoloft ou Prozac) Sim Não

g. Estou tomando a pílula anticoncepcional Sim Não

h. Tive um ou mais trabalhos de parto prolongados e partos difíceis (ou seja, foi preciso sucção). Sim Não

i. Tenho uma história de lesão na posição de cavalgar (como, por exemplo, uma queda na bicicleta, em um cavalo para ginástica, etc.) Sim Não

j. Tive uma lesão ou cirurgia nas costas Sim Não

k. Tenho uma lesão na medula espinhal
Sim Não

l. Fui submetida à circuncisão genital Sim Não

m. Tenho esclerose múltipla ou outro distúrbio neurológico Sim Não

Respostas

1. Se sua resposta foi Sim para

1 a e/ou 1b: Você tem sintomas de distúrbio de excitação sexual feminina (FSAD).

1c e/ou 1d: Você tem sintomas de distúrbio orgástico feminino (FOD)

1e: Você tem sintomas do distúrbio de dores sexuais

1f: Você tem sintomas do distúrbio de desejo hipoativo (HDD)

Agora vejamos se existem algumas sugestões sobre que tipo de intervenção pode ser útil.

2. Se sua resposta foi Sim, os sintomas de desejo hipoativo podem ser, em parte, resultado de sua excitação e/ou resposta sexual. Em outras palavras, se o sexo é frustrante, doloroso ou sem graça devido a um problema de excitação ou de resposta, pode ser que você tenha perdido sua motivação. Nesse caso, o foco do tratamento deve ser não só o desejo que diminuiu mas também, e até com mais ênfase, esses problemas de excitação e resposta. No entanto, se a perda de desejo for sua única queixa, o tratamento, então, deverá ter como foco só essa questão.

3. Se sua resposta foi Sim, isso é uma indicação de que seu problema tem uma base médica. Se sua resposta foi Não, certamente você não é a única. Muitas mulheres sentem dificuldade de chegar ao orgasmo com seus parceiros, mas não têm problemas quando se auto-estimulam. Uma boa idéia é examinar a possibilidade de que exista algum outro problema como, por exemplo, estresse no relacionamento, desempenhando um papel nessas doenças sexuais.

4. Se sua resposta foi Sim, isso é uma indicação de que seu problema tem uma base médica. Se sua resposta foi Não, você tem aquilo que é chamado de doença primária, ou seja, uma doença que sempre existiu. Pode haver uma base médica para sua doença e você deve procurar ajuda de um especialista. Atualmente, no entanto, a maioria de medicamentos e intervenções tem como foco mulheres que em um determinado momento estiveram satisfeitas com sua resposta sexual, mas no momento, por razões orgânicas ou médicas, não têm a mesma reação que tinham antes. É provável que continuemos a aprender mais sobre os componentes físicos daquilo que é chamado de doenças primárias de função sexual. Enquanto isso, você deveria conversar com seu

médico sobre exames neurológicos e também pensar na possibilidade de buscar a ajuda de um/uma terapeuta sexual ou geral.

5. Se sua resposta foi Sim, embora existam questões médicas a serem levadas em consideração, você poderia examinar a possibilidade de que seus problemas sexuais estão relacionados com sua ansiedade, depressão ou outros problemas de saúde mental.

6. Se sua resposta foi Sim para 6a, 6c e 6d, isso é uma indicação de que seus problemas podem ter mais uma base médica do que serem relacionados com dificuldades de comunicação sexual em seu relacionamento. Se sua resposta foi Não, pode haver questões ou conflitos em seu relacionamento que estão contribuindo para seus problemas sexuais.

7. Se sua resposta foi Sim, e você também disse sim para as perguntas 7 a, 7b, 7c ou 7d, você deveria examinar a possibilidade de que seus problemas sexuais possam estar relacionados com essa história traumática.

8. Se sua resposta foi Sim para qualquer das perguntas de 8a até 8m, isso é uma indicação de que seus problemas sexuais podem ter uma base médica. Todas as condições listadas são fatores de risco médico para disfunção sexual.

Agora, o que fazer com essas sugestões?

Obviamente, ninguém pode avaliar ou diagnosticar disfunção sexual e suas fontes exclusivamente com base neste questionário. Uma avaliação pessoal é necessária. Esperamos apenas que a tenhamos ajudado com algumas sugestões iniciais que você poderá, então, seguir. Você tem algumas escolhas sobre o que fazer.

Se quiser mais informações, ou um quadro mais completo daquilo que pode ser as raízes de seus problemas sexuais, preencha um questionário mais completo pela Internet, no site www.newshe.com, que é o site para nossa Network for Excellence in Women's Sexual Health (Rede para Excelência na Saúde Sexual Feminina). Quando recebermos suas respostas, você receberá um relatório personalizado, também pela Internet, sobre sua saúde sexual que pode ser útil para a compreensão de seu problema e para que você procure o tratamento adequado.

Se você achar que há problemas emocionais ou de relacionamento que estejam contribuindo, ainda que em parte, para seus problemas de função sexual, busque a ajuda de um terapeuta individual, de casais, ou sexual. Para isso, consulte "Como Encontrar um Bom Terapeuta Sexual", na página 299. Lembre-se: só muito raramente vêem-se casos que sejam puramente fisiológicos ou puramente emocionais. Normalmente, o problema é resultado da combinação de ambos esses componentes. Cada peça do quebra-cabeça precisa ser abordada para que interaja com as demais e assim possa lhe trazer alívio permanente.

Recursos

Incapacidades Físicas

ABLED!
ABLED! É um jornal para "mulheres ativas, lindas, carinhosas e especiais com incapacidades físicas"
ABLED Publications
12211 Fondren, Suite 703
Houston, TX77035
(713) 726-1132

The Center for Research on Women with Disabilities (CROWD)
Um centro de pesquisa que tem como foco questões relacionadas com saúde, envelhecimento, direitos civis, abuso e vida independente.
3440 Richmond Avenue, Suite B
Houston, TX 77046
(713) 960-0505, Toll Free (800) 44-CROWD,
Fax (713)961-3555
www.bcm.tmc.edu/crowd, E-mail crowd@bcm.tmc.edu
Project on Women and Disability
43 Waban Hill Road North
Newton, MA 02467
(617) 969-4974

Grupos de apoio, informação e recomendações, pesquisa em todas as áreas relacionadas com viver com uma incapacidade.

Resourceful Women: Women with Disabilities Striving Toward Health and Self-Determination
Este centro de Pesquisa para Mulheres com Incapacidades publica um boletim trimestral grátis para mulheres com artigos sobre saúde sexual e tratando de problemas como câncer de seio, o acesso para mulheres com incapacidades a mamografias e ajuda na criação dos filhos.

Rehabilitation Institute of Chicago
345 East Superior Street, Room 1562
Chicago, IL 60611
(800) 354-7342 ou (312) 238-1055
www.rehabchicago.org,
E mail webmaster@rehabchicago.org

The Sexual Health Network
3 Mayflower Lane
Huntington, CT 06484
(203) 924-4623
www.sexualhealth.com
Fornece fácil acesso à informação, instrução, aconselhamento, terapia, cuidados médicos e outros recursos sobre sexualidade para pessoas com incapacidades, doenças ou outros problemas relacionados com a saúde.

Aprimorando o Prazer Sexual

Há inúmeros dispositivos sexuais disponíveis para aprimorar seu prazer sexual. Por exemplo, existem pequenos vibradores, excelentes para usar durante o ato sexual, tais como o Pocket Rocket, ou vibradores que seu parceiro pode atar no pênis. Ambos estimulam o clitóris durante a penetração genital. Esses vibradores são relativamente resistentes se considerarmos seu tamanho. Ainda mais resistentes são os vibradores maiores, do tipo bastão, comumente conhecidos como "massagistas". Esses são normalmente usados tanto quando a mulher está sozinha ou com o parceiro, mas não são fáceis de manipular durante o ato sexual. Seja como for, existe uma variedade imensa de vibradores e outros produtos entre os quais você pode escolher.

Encorajamos as mulheres para que visitem uma loja de produtos eróticos sozinhas, para que possam ver e manusear os vibradores e obter ajuda. As lojas também têm catálogos ou é possível fazer o pedido pela Internet se você não tem possibilidade de ir diretamente à loja, embora as lojas on-line normalmente só tenham parte do estoque disponível. Também é possível encontrar bons livros nessas lojas.

Existem também vídeos didáticos e eróticos. Alguns podem ser obtidos através das lojas de produtos eróticos mencionadas a seguir, especificamente os vídeos criados por Candida Royalle na Femme Productions. Candida é uma antiga estrela de filmes eróticos que decidiu começar a fazer vídeos — com outras mulheres e para mulheres — que realmente têm um enredo. Nina Hartley também é uma estrela de filmes eróticos que faz vídeos didáticos para mulheres, homens e casais. O Sinclaire Intimacy Institute no telefone (800)955-0888 ou www.bettersex.com é uma excelente fonte para vídeos didáticos, inclusive vídeos educacionais para casais (para apresentar novas idéias a seu parceiro), vídeos sobre sexo e envelhecimento e alguns vídeos educacionais em geral.

Algumas das lojas mais conhecidas e simpáticas para esse tipo de recurso são:

Betty Dodson Workshops
P. O. Box 1933
Murray Hill Station
New York, NY 10156
www.bettydodson.com
Para cursos excelentes, vídeos e livros sobre auto-estimulação e auto-estima. Conversas e conselhos on-line sobre muitos assuntos relacionados com sexo.

Eve's Garden International, Ltd.
119 W.57 Street
New York, NY 10019
(800) 848-3837, Fax (781)593-0487
www.evesgarden.com
O catálogo on-line oferece uma ampla variedade de brinquedos sexuais, óleos perfumados para massagem e outros

itens, assim como uma seleção de livros e vídeos eróticos para mulheres e casais.

Good Vibrations
1210 Valencia Street
San Francisco, CA 94110
(800) BUY-VIBE, (415)974 8990
www.goodvibes.com, E-mail goodvibe@well.com
Fundada por Joani Blank, em 1977, essa loja varejista e seu catálogo on-line especializam-se em vibradores, brinquedos sexuais e livros e vídeos eróticos.

Grand Opening! Sexuality Boutique
318 Harvard Street, Suite 32
Brookline, MA 02446
(617) 731-2626, Fax (617)731-2693
www.grandopening.com E-mail office@grandopening.com
Marriage and Family Health Center
2922 Evergreen Parkway, Suite 310
Evergreen, CO 80439
(303) 670-2630, Fax (303)670-2392
www.passionatemarriage.com
Fundada pelo Dr. David Schnarch e a Dra. Ruth Morehouse, para cursos para casais, para o aprimoramento de relacionamentos e da sexualidade, inclusive retiros para casais do tipo Passionate Marriage e fins de semana para melhorar o casamento.

Tantra Workshops
C/o S.Wadel and D. Coleman
1470 DeHaro Street
San Francisco, CA 94107
Para oficinas nas artes tântricas e abordagens orientais à sexualidade.

Planejamento Familiar e Saúde Feminina

The Network for Excellence in Women's Sexual Health
Newshe.com é nosso próprio site na Internet e de nossa rede de clínicas, dedicadas a ajudar mulheres a descobrirem meios para realizarem seu potencial sexual total. Nesse site, você encontrará conselhos adicionais, informações e apoio para mulheres com problemas de função sexual; estratégias de tratamento; informação e recursos para profissionais que tratam de mulheres; conversas, boletins, e-mail, levantamentos interativos e uma oportunidade de contar sua história. Você encontrará também uma rede extensiva de recomendações que inclui um número crescente de médicos e terapeutas que estão expandindo e entrando na área da disfunção sexual feminina. www.newshe.com

Planned Parenthood Federation of America, Inc.
810 Seventh Avenue
New York, NY 10022
(212) 541-7800, (800)230-PLAN, Fax (212) 245-1845
www.plannedparenthood.org

Planned Parenthood é a maior e mais antiga organização voluntária de planejamento familiar. Uma fonte excelente para informações sobre controle de natalidade, abortos e saúde feminina.

National Alliance of Breast Cancer Organizations
(NABCO)
1180 Avenue of the Americas, 2nd Floor
New York, NY 10036
(212) 221-3300
Ajuda financeira (medicamentos, radiação, quimioterapia, transporte, home care, babás e *baby-sitters*, aconselhamento (em pessoa ou por telefone), grupos de apoio (em pessoa ou por telefone), materiais didáticos relacionados com diagnose e tratamento. Eles têm também muita informação sobre sexualidade e câncer do seio.

National Women's Health Network
514 10 Street NW, Suite 400
Washington, DC 20004
Número geral (202) 347-1140
Agência de informações (202)628-7814
Uma agência de coleta e distribuição de informações sobre saúde feminina, onde são produzidos kits de informação e boletins sobre vários assuntos relacionados com a saúde feminina. Eles também lidam com questões específicas sobre saúde, pesquisando as respostas e fornecendo recursos para mulheres.

Interstitial Cystitis Association
51 Monroe Street, Suite 1402
Rockville, MD 20850
(800) HELP-ICA, (301) 610-5300, Fax (301)610-5308
www.ichelp.org, E-mail: icamail@ichelp.org
Uma organização para fins não lucrativos na área de sáude cujo objetivo é fornecer informações e programas educacionais para médicos e pacientes, apoio aos pacientes, conscientização da população e financiamento de pesquisas.

National Vulvadynia Association
P.O. Box 4491
Silver Spring, MD 20914-4491
(301) 299-0775, Fax (301) 299-3999
www.nva.org

Vulvar Pain Foundation
203 _ North Main Street, Suite 203
Graham, NC 27253
(336)226-0704, Fax (336)226-8518
www.vulvarpainfoundation.org

www.uterinefibroids.com
Recurso on-line desenvolvido por Carla Dionne, autora de *Sex, Lies and Uterine Fibroids* (*Sexo, Mentiras e Miomas ou Fibromas Uterinos*)
E-mail carla@uterinefibroids.com

Temas Relacionados com Lesbianismo

GLOBAL (Gay and Lesbians Organizations Bridging across the Lands)
Greater San Diego Business Association (GSDBA)
P. O. Box 33848
San Diego, CA 92163
(619)296-4543, Fax (619) 296-5616

gsdba.org/global.html
GLOBAL é uma associação internacional para fins não lucrativos de organizações de gays e lésbicas que compartilham um objetivo comum de crescimento profissional e pessoal.

Parto e Maternidade

American College of Nurse-Midwives
818 Connecticut Avenue NW, Suite 900
Washington DC 20006
(202)728-9860, Fax (202) 728-9897
www.midwife.org , E-mail info@acnm.org
Para informação sobre como entrar em contato com parteiras treinadas em parto natural, cuidados pré-natal e pós-natal, e questões psicológicas da maternidade.

Maternal Fitness
108 East 16 Street
New York, NY 10003
(212)353-1947, Fax (212) 353-0620
www.maternalfitness.com.
E-mail info@maternalfitness.com
Criada por Julie Tupler que escreveu um livro com o mesmo nome, *Maternal Fitness*, tem treinamento, exercícios e condicionamento pré-natais, ensinado por enfermeiras qualificadas que também são *personal trainers* e estão na vanguarda dessa tendência.

Menopausa

North American Menopause Society (NAMS)
5900 Landerbrook Drive, Suite 195
Mayfield Heights, OH 44124
(440) 442-7550, Fax (440) 442-2660
www.menopause.org, E-mail info@menopause.org
Linha para Consultas Grátis para
Consumidores (800)774-5342

Terceira Idade

The National Institute on Aging
Building 31, Room 5C27
31 Center Drive, MSC 2292
Bethesda, MD 20892
(301) 496-1752
www.nih.gov/nia

Abuso Sexual

VOICES in Action (Victims of Incest Can Emerge Survivors)
P. O. Box 148309
Chicago, IL 60614
(773) 327-1500, (800) 7-VOICE-8
voices.action.org
Rede nacional de sobreviventes de incesto. Tem mais que 100 grupos de apoio de interesses específicos que se correspondem uns com os outros de forma sistemática.

The Healing Woman Foundation
P.O. Box 28040
San Jose, CA 95159
(408)246-1788, Fax (520)569-6141
www.healingwoman.org,
E-mail HealingW@healingwoman.org

Organização para fins não lucrativos cujo objetivo é fornecer recursos para a recuperação de mulheres sobreviventes de abuso sexual na infância. Publicam um pequeno jornal de 24 páginas (somente impressão) bimensal, que cobre todos os aspectos da recuperação, inclusive conselhos de profissionais da área bem assim como contribuições dos próprios sobreviventes.

Educação e Terapia da Sexualidade

American Association of Sex Educators, Counselors and Therapists (AASECT)
P. O. Box 238
Mount Vernon IA 53214-0238
(319)895-8407, Fax (319)895-6203
www.aasect.org, E-mail AASECT@worldnet.att.net
Para informações e recomendações para terapeutas sexuais registrados por todo o país.

American Pshychological Association
750 First Street NE
Washington, DC 20002-4242
(202) 336-5541
Um bom serviço de recomendação para psicólogos registrados.

Sexuality Information and Education Council of the United States (SIECUS)

West 42 Street, Suite 350
New York, NY 10036-7802
(212)819-9770, Fax (212) 819-9776
www.siecus.org, E-mail siecus@siecus.org
SIECUS é uma organização nacional para fins não lucrativos que afirma que a sexualidade é uma parte natural e saudável da vida. Uma fonte excelente, com uma extensa biblioteca repleta de informação sobre educação sexual e sexualidade.

Society for Human Sexuality
PMB 1276
1122 East Pike Street
Seattle, WA 98122-3934
www.sexuality.org, E-mail shs@sexuality.org
Uma organização dedicada ao entendimento e à fruição de todas as formas seguras e consensuais de expressão sexual.

Leituras Adicionais

Barbach, L. The Pause: *Positive Approaches to Menopause*, Penguin, 1993.

Blank, Joani. Good Vibrations: *The Complete Guide to Vibrators*. Down There Press, 1989.

Boston Women's Health Collective. *Our Bodies, Ourselves for the New Century*. Simon & Schuster, 1998.

Chia, Mantak e Maneewan Chia. *Healing Love through the Tao: Cultivating Female Sexual Energy*. Healing Tao Books, 1986.

Comfort, Alex. *The Joy of Sex*. Crown, 1972.

————. More Joy: *A Lovemaking Companion to "The Joy of Sex."* Crown, 1985.

————. *The New Joy of Sex*. Crown, 1991.

Dodson, Betty. Sex for One: *The Joy of Selfloving*, Crown, 1996.

Fisher, Helen. Anatomy of Love: *The Natural History of Monogamy, Adultery and Divorce*. W.W. Norton, 1992.

————. *The First Sex: The Natural Talents of Women and How They Are Changing the World*. Random House, 1999.

————. *The Sex Contract: The Evolution of Human Behavior*. William Morrow, 1983.

Gross, Z. *Seasons of the Heart: Men and Women Talk about Love, Sex and Romance after 60*. New World Library, 2000.

Heiman, Julia R. e Joseph LoPiccolo. Becoming Orgasmic: A Sexual and Personal Growth Program for Women. Prentice-Hall, 1988.

Hepburn, C. e B. Gutierrez, Alive and Well: A Lesbian Health Guide. Crossing Press, 1988.

Klein, E. e K. Kroll. Enabling Romance: A Guide to Love, Sex and Relationships for the Disabled. Harmony Books, 1999.

Loulan, J. *Lesbian Sex.* Book People, 1984.

Maxfield, G., e Fannie Toner (orgs.) The Novel Approach to Sexuality and Disability. Northern Nevada Amputee Support Group, 1996.

Ogden, G. *Women Who Love Sex.* Pocket Books, 1994.

Rako, Susan. *The Hormone of Desire: The Truth about Testosterone, Sexuality, and Menopause.* Three Rivers Press, 1999.

Schnarch, David, Ph.D. *Passionate Marriage.* Owl Books, 1998.

Shakespeare, T., K.Gillespie-Sells e D. Davies. *The Sexual Politics of Disability: Untold Desires. Cassel Academic*, 1996.

Tupler, Julie e Andrea Thompson. *Maternal Fitness: Preparing for the Marathon of Labor.* Fireside, 1996.

Villarosa, L. (org.) *Body and Soul: The Black Women's Guide to Physical Health and Emotional Well-Being.* HarperCollins, 1994.

Winks, C. e A. Seamans. *The New Good Vibrations Guide to Sex.* Cleis Press, 1997.

Zolbrod, Aline P. *Sex Smart: How Your Childhood Shaped Your Sexual Life and What to Do about It.* Oakland, Calif.: New Harbinger Publications, 1998.

Periódicos

Annual Review of Sex Research. Society for the Scientific Study of Sexuality, Box 208, Mt. Vernon, IA 52314-0208.

Journal of Homosexuality. The Haworth Press, Inc., 10 Alice St., Binghamton, NY 13904-1580.

Journal of Sex Education and Therapy. American Association of Sex Educators, Counselors and Therapists (AASECT), Box 208, Mt. Vernon, IA 52314-0208.

Journal of Sex Research. Society for the Scientific Study of Sexuality, Box 208, Mt. Vernon, IA 52314-0208.

Sexuality and Disability. Human Sciences Press, Inc., 233 Spring St., New York, NY 10013-1578.

SIECUS Reports. Sexuality Information and Education Council of the United States, 130 West 42 Street, Suite 2500, New York, NY 10036.

CAPÍTULO DEZ

O Futuro

Nos poucos anos que se passaram desde que abrimos a Clínica para a Saúde Feminina, o estudo e o tratamento da disfunção sexual feminina vêm aumentando com uma velocidade que nunca poderíamos ter imaginado. Novos estudos e tratamentos potenciais evolvem quase semanalmente. Companhias farmacêuticas apressam-se para desenvolver agentes que melhorem o fluxo sanguíneo e suplementos de testosterona destinados especificamente para mulheres. Outras companhias desenvolvem medicamentos tópicos e produtos naturais de ervas e botânicos para o tratamento de doenças femininas. No entanto, poucos, ou nenhum desses tratamentos, funcionam sem apoio terapêutico.

Médicos pelo país afora deixaram de tentar definir a disfunção sexual feminina como "impotência feminina." Eles estão cada vez mais conscientes dos problemas sexuais da mulher e entram em contato conosco quase que diariamente para trocar informações. A mídia certamente tem ajudado a alimentar essa nova consciência. Artigos aparecem regularmente nos jornais, revistas e periódicos sobre novas descobertas, pesquisas e atitudes, estimulando o interesse de leitores homens e leitoras mulheres. Periódicos médicos estão incorporando estudos e artigos sobre a Disfunção Sexual Feminina em seus números mensais e o número de pesquisadores nessa área está crescendo constantemente.

O que vemos nos estimula enormemente. Ainda mais satisfatório é ver que mais mulheres estão começando a se sentir à vontade para procurar tratamento para problemas sexuais e aprendendo que esses problemas não estão "apenas em suas mentes", mas são distúrbios médicos reconhecidos e passíveis de tratamento.

Estamos prevendo grandes mudanças na próxima década, à medida que a informação e o interesse continuam a desenvolver-se entre os pacientes, terapeutas e médicos. Esperamos totalmente que hospitais irão criar departamentos de medicina sexual, com equipes multidisciplinárias de urologistas, ginecologistas, endocrinologistas, cirurgiões do cólon e do reto, clínicos gerais, psiquiatras, psicoterapeutas, terapeutas sexuais e outros. O objetivo, como o nosso, será tratar a mulher como um todo, incluindo as causas físicas e emocionais para a disfunção sexual, já que essas são muitas vezes relacionadas e alimentam-se umas às outras.

Tendo terminado nosso trabalho na Universidade de Boston, estamos agora estabelecendo um centro importante para a urologia e saúde sexual feminina chamado Centro para Medicina Pélvica na UCLA em Los Angeles juntamente com o Dr. Scholomo Raz e o Departamento de Urologia dessa mesma Universidade. O Centro terá como foco todos os problemas urogenitais e de saúde sexual em mulheres, inclusive deficiências hormonais, problemas do assoalho pélvico, problemas urinários e da bexiga, problemas emocionais e outros mais. Quando as mulheres visitam nosso centro, podem esperar um completo check-up da saúde sexual, algo que esperamos será parte da rotina de todos os consultórios médicos futuramente. Esperamos que as melhores formas e dosagens de testosterona sejam desenvolvidas em breve, fazendo com que suplementos de testosterona para mulheres passem a ser uma coisa tão normal e aceita como o estrogênio é hoje. Continuamos a acreditar que a testosterona é extremamente importante não só para o controle da libido como também da resposta sexual. O efeito da testosterona para o sistema nervoso central, particularmente para o cérebro, será definido, fornecendo explicações para as mudanças cíclicas que as mulheres sofrem em sua libido e excitação durante o ciclo menstrual e durante toda a vida.

Esperamos também ver mais pesquisas sobre a perda da libido feminina após o parto, que suspeitamos estar relacionada com deficiências de longo prazo de testosterona ou de enzimas ainda não totalmente conhecidas. Esperamos ainda aprender os mecanismos subjacentes à resposta orgástica, o que a melhora e o que a reduz, por que algumas mulheres são capazes de ter orgasmos múltiplos e outras, não e que agentes farmacológicos podem ser úteis para mulheres com distúrbios orgásticos.

Viagra, o medicamento que trata da disfunção erétil em homens e, de muitas maneiras, ajudou a estimular o interesse nas vidas sexuais das mulheres, muito provavelmente será aprovado pela Food and Drug Administration para uso feminino daqui a alguns anos. O Viagra continuará sendo um bom tratamento para algumas mulheres, mas existem também competidores do Viagra que são bastante promissores e que deverão estar no mercado também daqui a alguns anos. Inúmeros medicamentos feitos de ervas, como a ioimbina, também têm potencial. É importante compreender que tanto os remédios da medicina alopática como as ervas podem ter efeitos colaterais significativos, algo que deve ser considerado antes de seu uso.

Talvez a necessidade mais crítica para o futuro seja chegar a um conhecimento profundo dos nervos da genitália e da pelve feminina para que seja possível entender os mecanismos fisiológicos e neurológicos para a excitação sexual, assim como a dor genital. Em particular, que nervos são responsáveis pela sensibilidade vaginal e pelas contrações uterinas durante o orgasmo? O que é que causa a dor relacionada com nervos, que arde e é aguda, nas mulheres com vulvodinia? E por que algumas mulheres sofrem perda da sensibilidade vaginal e clitoriana depois da histerectomia?

O desenvolvimento da cirurgia pélvica que poupa nervos, para mulheres, semelhante à que foi desenvolvida na década de 70 para os homens, é essencial. Continuamos a acreditar que qualquer lesão nos nervos e nas pequenas ramificações arteriais que levam o sangue para o útero e para a vagina que ocorrer durante a cirurgia pélvica pode causar problemas de função sexual. Várias pesquisas estão sendo realizadas no momento, tais como estudos com cadáveres para investigar os nervos do útero, da vagina e do clitóris. Na sala de operações, técnicas de estimulação nervosa estão ajudando os cirurgiões a entender a distribuição dos nervos na área pélvica. Como vasos e nervos geralmente correm juntos, é provável que com isso um benefício vascular irá acompanhar os esforços para aumentar a preservação de nervos em cirurgias pélvicas. No decorrer do próximo ano, esperamos ser capazes de começar a juntar algumas das peças do quebra-cabeça.

Ainda há muito que aprender acerca da anatomia sexual das mulheres. Segundo o que sabemos hoje, estamos apenas começando a entender os mecanismos complexos por trás da função e da resposta sexuais femininas. Sabemos onde estão os nervos sensoriais e motores no corpo inteiro, e sabemos o que ocorre fisiologicamente quando os órgãos sexuais respondem aos impulsos do cérebro. Mas ninguém ainda foi capaz de descobrir o caminho exato que percorrem os nervos que governam a sensibilidade vaginal e a excitação. Nosso sistema nervoso central está muito mais envolvido na resposta sexual do que achamos atualmente — não só em mulheres, mas também nos homens. É quase certo que a atual explosão de pesquisas sobre a função sexual feminina também ajudará a resolver problemas da sexualidade masculina.

As pessoas nos perguntam muitas vezes como é que o sexo irá mudar no novo milênio. O desenvolvimento mais óbvio que resultou da rápida expansão tecnológica foi a disponibilidade de sexo na Internet e o uso do cibersexo, ou seja, conversar eroticamente on-line, para conectar-se com outras pessoas. Os aspectos positivos do cibersexo são: ele é uma forma perfeita de sexo seguro, uma boa maneira de estar envolvida com parceiros à longa distância e ser útil para pessoas tímidas ou temerosas que podem ter grande dificuldade de conhecer pessoas novas, sobretudo parceiros sexuais, ou até de expressar-se sexualmente. Existem algumas novas formas criativas de cibersexo sendo desenhadas no momento, especialmente o chamado "roupa para cibersexo" da Vivid Entertainment, tanto para mulheres como para homens. A roupa será ligada por um fio em seu computador e permitirá que o seu parceiro no cibersexo estimule suas várias zonas erógenas com um clique do mouse.

No entanto, há um número de desvantagens no cibersexo. Obviamente ele pode encorajar a pessoa a adotar diferentes identidades pessoais e sexuais e talvez a se tornar tão dependente dos relacionamentos virtuais que não consiga desenvolver relacionamentos na vida real. Embora o cibersexo seja estimulante como alternativa, ele também reflete nossa impaciência e nosso desejo por uma satisfação rápida, muitas vezes em detrimento da intimidade. Certamente veremos a influência crescente desse fenômeno em indivíduos e casais nos próximos anos, tanto em termos de relacionamentos extraconjugais virtuais, nos problemas de intimidade, na fuga social, e na adicção ao cibersexo.

Vemos também uma tendência no novo milênio na direção daquilo que chamamos de "monogamia em série." Em outras palavras, à medida que as pessoas vivem mais tempo, escolher um companheiro para toda a vida pode não ser sempre uma opção realista. Devido às descobertas tecnológicas e médicas que são esperadas na próxima década, muitos médicos acreditam que se você estiver viva no ano 2010 é possível que você viva até os 100 anos ou mais. Casamentos que há alguns anos duravam um máximo de 30, 40 ou 50 anos, poderiam durar 80 anos ou mais. Algumas pessoas podem escolher se envolver com parceiros por períodos mais curtos. É interessante observar que os índices de divórcio nos Estados Unidos estão estáveis no momento, em cerca de 50%, mas os índices de segundos casamentos estão crescendo — um sinal positivo, achamos nós, de que há menos vergonha de casamentos fracassados e que as pessoas estão se arriscando mais para dar ao amor, à intimidade e ao compromisso uma segunda chance. Sugere também que a monogamia em série pode já estar aumentando.

Estamos planejando continuar a expandir os caminhos que ajudamos a definir até agora, e a ajudar tantas mulheres quanto possível a conseguir uma melhor compreensão de sua sexualidade e maior satisfação sexual. Como um complemento para nossos esforços clínicos, formamos a Network for Excellence in Women's Sexual Health (Rede Para Excelência na Saúde Sexual Feminina), ou NEWSHE, uma organização cujo objetivo é estimular a pesquisa, a transmissão de informação e a educação nessa área. Através de nosso site na Internet, www.newshe.com, esperamos nos tornar um recurso vital não só para mulheres e seus parceiros, mas também para médicos, terapeutas, enfermeiros/as e outros profissionais de saúde que tratam delas. Acreditamos que tanto pacientes quanto médicos poderão usar esse serviço para recomendações e para informações sobre treinamento e pesquisa. Planejamos também pôr à disposição, através de nosso site, o questionário de auto-avaliação sexual da NEWSHE (do qual uma versão resumida foi fornecida aqui, no Capítulo 9) que pode ajudá-lo decidir se você tem um problema sexual, a natureza desse problema e como você pode encontrar auxílio. Mulheres que estão tentando ter alguma idéia das causas de seu problema poderão preencher o questionário on-line e receber um relatório gerado pelo computador com seus resultados. Nosso site também terá informações sobre a fundação NEWSHE, uma organização sem fins lucrativos criada para expandir a pesquisa sobre a saúde sexual da mulher e para dar bolsas a pesquisadores que estão procurando respostas.

Um aspecto ainda preocupante é a atitude que ainda persiste em muitos médicos, tanto mulheres quanto homens, com relação à disfunção sexual feminina. Laura recentemente realizou um levantamento on-line perguntando às mulheres sobre suas experiências quando buscaram a ajuda de seus médicos para seus problemas sexuais. Embora exista a possibilidade de que o levantamento tenha atraído um grupo auto-selecionado de mulheres que estavam querendo manifestar seu descontentamento, 42% disseram que seus médicos relutaram em ajudá-las. Mais da metade disse que sentiram frustração ou ansiedade com sua experiência de buscar ajuda médica. Obviamente, os médicos terão do mudar à medida que mais mulheres estão ficando conscientes daquilo que está disponível e começam a esperar — e a exigir — um tratamento melhor.

Uma mudança positiva que vimos no último ano é que alguns médicos nos Estados Unidos estão agora oferecendo versões de nosso teste de saúde sexual fisiológica, que descrevemos no Capítulo 1. Isso é uma boa notícia. Esperamos que o uso desse e de outros testes objetivos continue e mantenha-se em dia com o rápido avanço da tecnologia. Enquanto isso, muitos profissionais em nossa área, tanto médicos quanto terapeutas, estão se esforçando para desenvolver padrões de cuidado profissional para mulheres com problemas da função sexual. É nossa intenção usar nosso site na Internet como um recurso à medida que forem surgindo novas informações.

Um aviso importante: embora estejamos já bem distantes do orgasmatron no filme *O dorminhoco* de Woody Allen, é possível que você se lembre que o orgasmatron era uma sátira em que uma câmara futurista, onde as pessoas entravam, produzia um orgasmo em uns poucos segundos — o perigo ainda existe de que novos medicamentos e dispositivos possam fazer com que o sexo seja demasiado orientado para um objetivo e demasiado concentrado no ato sexual e no orgasmo. Como dissemos muitas vezes através de todo este livro, o sexo — o verdadeiro sexo — será sempre uma conexão com você mesma e com uma outra pessoa, um conhecimento de seu corpo e de suas necessidades sexuais, partilhar-se e construir a intimidade com outro ser humano. Nada disso depende do ato sexual em si e do orgasmo.

Embora não possamos dizer ainda que o campo da saúde sexual da mulher está quase alcançando o dos homens, podemos, sim, dizer que as mulheres estão cada vez mais certas de que merecem o mesmo tratamento que os homens. E quando as mulheres sentirem que têm direito à sua própria sexualidade, sentirão que têm direito a qualquer outra coisa.

Fontes de Consulta

Todos os estudos de caso são originários de nossa clínica e de entrevistas com nossos pacientes realizadas entre dezembro de 1998 e julho de 2000.

Introdução

Laumann, E. O., A. Paik e R. C. Rosen. "Sexual Dysfuncion in the United States: Prevalence and Predictors." *Journal of the American Medical Association* 281 (1999): 537-44.

Masters, William H. e Virginia E. Johnson. *Human Sexual Response.* Boston: Little, Brown, 1966

Masters, William H., Virginia E, Johnson e Robert C. Kolodny. *Human Sexuality.* Nova York: HarperCollins, 1992.

O'Connell, H. E., J. M. Hutson, C. R. Anderson e R. J. Plenter. "Anatomical Relationship between Urethra and Clitoris." *Journal of Urology* 159 (1998): 1892-7.

Park, K., I. Goldstein, C. Andry, M. B. Siroky, R. J. Krane e K. M. Azadzoi, "Vasculogenic Female Sexual Dysfunction: The Hemodynamic Basis for Vaginal Engorgement Insufficiency and Clitoral Erectile Insufficiency." *International Journal of Impotence Research* I (1997): 27-37.

Thakar, R., I. Manyonda, S. L. Stanton, P. Clarkson e G. Robinson. "Bladder, Bower and Sexual Function after Histerectomy for Benign Conditions." *British Journal of Obstetrics and Gynecology* 104 (1997): 983-87.

Capítulo Um

Basson, R., R. McInnes, M. D. Smith, G. Hodgson, T. Spain e N. Koppiker. "Efficacy and Safety of Sildenafil in Estrogenized Women with Sexual Dysfunction Associated with Female Sexual Arousal Disorder." *Obstetrics and Gynecology* 95 (2000) 4 Suplemento 1: S_{54}.

Berman, J. R., L. A. Berman, T. J. Werbin, E. E. Flaherty, N. M. Leahy e I. Goldstein, "Clinical Evaluation of Female Sexual Function: Effects of Age and Estrogen Status on Subjective and Physiologic Sexual Responses. *International Journal of Impotence Research* 11 (1999) Suplemento 1: 31-38.

Berman, J. R., L. A. Berman, T. J. Werbin, N. Leary, E. E. Flaherty, T.Chai e I. Goldstein. "Effect of Sildenafil on Subjective and Physiologic Parameters of the Female Sexual Response in Women with Sexual Arousal Disorder." (*Manuscrito a ser publicado.*) Boston University Medical Center e University of Maryland Medical Center Departments of Urology.

Berman, J. R. e I. Goldstein. "Sildenafil in Postmenopausal Women with Sexual Dysfunction." *Urology* 54 (1999): 578-79.

Dodson, Betty. "Selfloving: Portrait of a Women's Sexuality Seminar." Vídeo em formato VHS.

Goldstein, I. e J. R. Berman. "Vasculogenic Female Sexual Dysfunction: Vaginal Engorgement and Clitoral Erectile Insufficiency Syndromes." *International Journal of Impotence Research* 10 (1998) Suplemento 2: S84-90.

Rhodes, J. C., K. H. Kjerulff, P. W. Langenberg e G. M. Guzinski, "Hysterectomy and Sexual Functioning." *Journal of the American Medical Association* 282 (1999): 1934-41.

Capítulo Dois

Bumiller, Elisabeth. *May You Be the Mother of a Hundred Sons: A Journey among the Women of India*. Nova York: Random House, 1990.

Chesler, Ellen. *A Woman of Valor: Margaret Sanger and the Birth Control Movement in America*. Nova York: Simon & Schuster, 1992.

Dastur, R.H. Sex Power: *The Conquest of Sexual Inadequacy*. Bombay: IBH Publishing Co., 1983.

D'Emilio, John e Estelle B. Freedman. *Intimate Matters: A History of Sexuality in America*. Nova York. Harper & Row, 1988.

Ellis, Havelock. *Studies in the Psychology of Sex*. Nova York: Random House, 1936.

Freud, Sigmund. "Formulations Regarding Two Principles in Mental Functioning." In *Selected Papers* 4:13-21. Londres: Hogarth Press, 1946.

________. *A General Introduction to Psychoanalysis*. Garden City, N.Y. Garden City Publishing, 1943.

________. The Interpretation of Dreams. James Strachey (org.). Nova York: William Morrow, 1976.

Gay, Peter. "Education of the Senses." *Victoria to Freud*. (The Bourgeois Experience, Vol. 1) Nova York: Oxford University Press, 1984.

Kinsey, Alfred et al. *Sexual Behavior in the Human Female*. Filadélfia: W.B. Saunders, 1948.

Koedt, Anne, Ellen Levine e Anita Rapone. *Radical Feminism.* Nova York: Quadrangle Books, 1973.

Maines, Rachel P. *The Technology of Orgasm.* Baltimore: The Johns Hopkins University Press, 1999.

Masters, William H., Virginia E. Johnson e Robert C. Kolodny. *Human Sexuality.* Nova York: HarperCollins, 1992.

Capítulo Três

Allison, Kathleen Cahill. American Medical Association Complete Guide to Women's Health, Ramona I. Slupik (org.). Nova York: Random House, 1996.

Basson, R. "The Female Sexual Response: A Different Model." *Journal of Sex and Marital Therapy* 26 (2000):51-65.

The Boston Women's Health Collective. *Our Bodies, Ourselves for the New Century.* Nova York: Simon & Schuster, 1998.

Ellison, Carol Rinkleib. *Women's Sexualities: Generations of Women Share Intimate Secrets of Sexual Self-Acceptance.* Oakland, Califórnia: New Harbinger Publications, 2000.

Federation of Feminists Women's Health Centers. *A New View of a Woman's Body.* Nova Iorque: Simon & Schuster, 1981.

Kaplan, Helen Singer. *Disorders of Sexual Desire and Other New Concepts and Techniques in Sex Therapy.* Filadélfia: Brunner-Mazel, 1979.

________. *The New Sex Therapy: Active Treatment of Sexual Dysfunctions.* Nova Iorque: Random House, 1974.

Ladas, Alice Kahn, Beverly Whipple e John D. Perry. *The G Spot and Other Recent Discoveries about Human Sexuality.* Nova York Holt, Rinehart and Winston, 1982.

Levin, R.J. "The Mechanism of Human Female Arousal." *Annual Review of Sex Research* 3 (1992): 1-48.

________. Sex and the Human Female Reproductive Tract — What Really Happens during and after Coitus." *International Journal of Impotence Research* 10 (1998), Suplemento 1: S14-21.

Masters, William H., Virginia E. Johnson e Robert C. Kolodny. *Human Sexuality*. Nova York: HarperCollins, 1992.

O'Connell, H. E., J. M. Hutson, C. R. Anderson e R. J. Plenter. "Anatomical Relationship between Urethra and Clitoris." *Journal of Urology* 159 (1998): 1892-97.

Capítulo Quatro

Allison, Kathleen Cahill. *American Medical Association Complete Guide to Women's Health*, Ramona I. Slupik (org.). Nova York: Random House, 1996.

Basson, R., J. Berman, A. Burnett, L. Derogatis, D. Ferguson, J. Fourcroy, I. Goldstein, A. Graziottini, J. Heiman, E. Laan, S. Leiblum, H. Padma-Nathan, R. Rosen, K. Segraves, R. T. Segraves, R. Shabsigh, G. Wagner e B. Whipple. "Report of the International Consensus Development Conference on Female Sexual Dysfunction: Definitions and Classifications." *Journal of Urology* 163 (2000): 889-93.

Berman, J. R., L. A. Berman, T. J. Werbin e I. Goldstein. "Female Sexual Dysfunction: Anatomy, Physiology, Evaluation and Treatment Options." *Current Opinion Urology* 9 (1999): 563-68.

Berman, J. R., M. R. Santos e I. Goldstein. "Relationship between Cardiovascular Risk Factors and Female Sexual Arousal Disorder." *Menopause Review: Menopause and Sexuality*, 4 (4) (1999): 43-47.

Berman, L. A., J. R. Berman, S. Keane, T. Werbin, S. Chhabra e I. Goldstein. "Hysterectomy and Sexual Function: A Role for Sildenafil?" Division of Urology, Boston University Medical

Center. Apresentado na reunião do Female Sexual Function Forum, Boston, Mass., outubro 2000.

Blank, Joani, org., fotografias por Tee A. Corinne. *Femalia.* São Francisco: Down There Press, 1993.

Dodson, Betty. *Sex for One: The Joy of Selfloving.* Nova York: Crown, 1996.

The Boston Women's Health Colletive. *The New Our Bodies, Ourselves.* Nova York: Simon & Schuster, 1984.

Graedon, Joe e Teresa Graedon. *The People's Pharmacy.* Nova Iorque: St. Martin's Griffin, 1996.

Lai, L. D., S. C. Goodwin, S. M. Bonilla, A. P. Lai, T. Yegul, S. Vott e M. DeLeon, "Sexual Dysfunction after Uterine Artery Embolization." *Journal of Vascular and Interventional Radiology* (junho 2000): 755-58.

LaSalle, M. D. "Bicycle Riding and Female Sexual Dysfunction." Boston University Medical Center Department of Urology. Apresentado em "New Perspectives in the Management of Female Dysfunction," outubro 23-25, 1998.

Masters, William H., Virginia E, Johnson e Robert C. Kolodny. *Human Sexuality.* Nova York: HarperCollins, 1992.

Saunders Drug Handbook for Health Professionals 2000. Filadélfia: W. B. Saunders, 2000.

Schnarch, David Morris. *Passionate Marriage: Love, Sex and Intimacy in Emotionally Committed Relationships.* Nova York: Norton 1997.

Sipski, M. L. e C. J. Alexander. "Sexual Activities, Response and Satisfaction in Women Pre- and Post Spinal Cord Injury." *Archives of Physical Medicine and Rehabilitation* 74 (1993): 1025-29.

Sipski, M. L., R. C. Rosen, C.J. Alexander e R. M. Hamer. "Sildenafil Effects on Sexual and Cardiovascular Responses in Women with Spinal Cord Injury." *Urology* 55 (2000): 812-15.

Whipple, B., C. A. Gerdes, B. R. Komisaruk. "Sexual Response to Self-Stimulation in Women with Complete Spinal Cord Injury." *Journal of Sex Research* 33 (1996): 231-40.

Capítulo Cinco

Berman, L. A. e J. R. Berman. "Viagra and Beyond: Where Sex Educators and Therapists Fit in from a Multi-Disciplinary Perspective." *Journal of Sex Education and Therapy*, 25 (I) (2000): 6.

Berman, J. R, L. A. Berman, T. J. Werbin, N. Leary, E. Flaherty, T. Chai e I. Goldstein. "Effect of Sildenafil on Subjective and Physiologic Parameters of the Female Sexual Response in Women with Sexual Arousal Disorder." (Manuscrito a ser publicado.) *Journal of Sex and Marital Therapy.*

Brody, Jane E. "Behind the Hoopla over a Hormone." *New York Times*, 3 de fevereiro , 1998, F8.

________. "Drug Researchers Working to Design Customized Estrogen." *New York Times*, 4 de março, 1997, CI.

________. "Hormone Replacement: Weighing Risks and Benefits." *New York Times*, 1º de fevereiro, 2000, F1.

Colditz, G. A., S. E. Hankinson, D. J. Hunter, W. C. Willett, J. E. Manson, M. J. Stampfer, C. Hennekens, B. Rosner e F. E. Speizer, "The Use of Estrogens and Progestins and the Risk of Breast Cancer in Post-Menopausal Women." *New England Journal of Medicine* 332 (1995) 1589-93.

Cummings, S. R., S. Eckert, K.A. Krueger, D. Grady, T.J. Powles, J. A. Cauley, L. Norton, T. Nickelson, N. H. Bjarnason, M. Morrow, M. E. Lippman, D. Black, J. E. Glusman, A. Costa e V. C. Jordan. "The Effect of Raloxifene on Risk of Breast Cancer in Postmenopausal Women: Results from the MORE Randomized Trial." *Journal of the American Medical Association* 281 (1999):2189-97.

Greendale, G. A., N. P. Lee e E. R. Arriola. "The Menopause." *Lancet* 353 (1999):571-80.

Henig, Robin Marantz. "Behind the Buzz on Designer Estrogens, Questions Linger." *New York Times,* 21 de junho, 1998. Sec. 15.4.

Hermann, H. C., G. Chang, B. D. Klugherz e P. D. Mahoney. "Hemodynamic Effects of Sildenafil in Men with Severe Coronary Artery Disease." *New England Journal of Medicine* 342 (1° de junho, 2000) (22).

Hitt, Jack. "The Search for the Female Viagra and Other Tales from the Second Sexual Revolution." *New York Times Magazine,* 20 de fevereiro, 2000, 34-41, 50, 62, 64, 68-69.

Hulley, S., D. Grady, T. Bush, C. Furberg, D. Herrington, B. Riggs e E. Vittinghoff. "Randomized Trial of Estrogen Plus Progestin for Secondary Prevention of Coronary Heart Disease in Post-Menopausal Women. Heart and Estrogen/Progestin Replacement Study (HERS) Research Group." *Journal of the American Medical Association* 280 (1998): 603-13.

Kolata, Gina. "Estrogen Tied to Slight Increase in Risks to Heart, a Study Hints." *New York Times,* 5 de abril, 2000, AI.

________. "Ideas and Trends: Drugs That Deliver More Than Originally Promised." *New York Times,* 5 de abril, 1998, Sec. 4, 3.

________. "U.S. Approves Sale of Impotence Pill: Huge Market Seen." New York Times, 28 de março, 1998, AI.

Meston, C. M. e M. Worcel. "The Effects of L.Arginine e Yohimbine on Sexual Arousal in Postmenopausal Women with FSAD." Departamento de Psicologia, University of Texas at Austin; NitroMed, Inc., Bedford, Mass., 2000.

Rako, Susan. *The Hormone of Desire: the Truth about Testosterone, Sexuality and Menopause,* Three Rivers Press, 1999.

Ross, J. K., A. Paganini-Hill, P. C.Wan e M. C. Pike. "Effect of Hormone Replacement Therapy on Breast Cancer Risk: Estrogen versus Estrogen plus Progestin." *Journal of the National Cancer Institute* 92 (2000): 328-32.

Rubio, E. A., M. Lopez, M. Lipezker, C. Rampazzo, M. T. Hurtado de Mendoza, F. Lowrey, L. A. Loehr, P. I. Lammers. "Evaluation of the Effects of Phentolamine Mesylate on Vaginal Blood Flow Response in Postmenopausal Women with Female Sexual Dysfunction." XVI FIGO World Congress of Gynecology e Obstetrics, Washington, D. C., 7 de setembro, 2000.

Schairer, C., J. Lubin, R. Troisi, S. Sturgeon, L. Brintone R. Hoover. "Menopausal Estrogen and Estrogen-Progestin Replacement Therapy and Breast Cancer Risk." *Journal of the American Medical Association* 283 (2000): 485-91.

Shandler, Nina. *Estrogen: The Natural Way: Over 250 Easy and Delicious Recipes for Menopause.* Nova York: Random House, 1998.

Shifren, J. L., G. D. Braunstein, J. A. Simon, P. R. Casson, J. E. Buster, G. P. Redmond, R. E.Burki, E. S. Ginsburg, R. C. Rosen, S., R. Leiblum, K. P. Jones, C. A. Daugherty, K. E. Caramelli e N. A. Mazer. "Transdermal Testosterone Treatment on Women with Impaired Sexual Funtion after Oophorectomy." *New England Journal of Medicine* 343 (2000): 682-88.

Stanford, J. L., N. S. Weiss, L. F. Voight, J. R. Daling, L. A. Habel e M. A. Rossing. "Combined Estrogen and Progestin Hormone Replacement Therapy in Relations to Risk of Breast Cancer in Middle-Aged Women." *Journal of the American Medical Association* 274 (1995): 137-42.

Walsh, Patrick C. e Janet Farrar Worthington. *The Prostate: A Guide for Men and the Women Who Love Them.* Nova York: Warner Books, 1997.

Capítulo Seis

Allison, Kathleen Cahill. *American Medical Association Complete Guide to Women's Health*, Ramona I. Slupik (org.). Nova Iorque: Random House, 1996.

The Boston Women's Health Collective. *Our Bodies, Ourselves for the New Century*. Nova York: Simon & Schuster, 1998.

Bouris, Karen. *The First Time: What Parents and Teenage Girls Should Know about "Losing Your Virginity."* Berkely, Califórnia: Conari Press, 1995.

Brody, Jane E. "Personal Health: Yesterday's Precocious Puberty is Norm Today." *New York Times*, 30 de novembro, 1999. F8.

Fisher, Helen. *Anatomy of Love: The Natural History of Monogamy, Adultery, and Divorce*. Nova York: W.W. Norton, 1992.

Fleming, J. M. "Prevalence of Childhood Sexual Abuse in a Community Sample of Australian Women." *Medical Journal of Australia* 166 (1997): 65-68.

Herman-Giddens, M. E., E. J. Slora, R.C.Wasserman, C. J. Bourdony, M. V. Bhapkar, G. G. Koch e C. M. Hasemeier. "Secondary Sexual Characteristics and Menses in Young Girls Seen in Office Practice: A Study from the Pediatric Research in Office Settings Network." *Pediatrics* 99 (1997): 505-12.

Kaplowitz, P. B., e S. E. Oberfield. "Re-examination of the Age Limit for Defining When Puberty Is Precocious in Girls in the United States:Implications for Evaluation and Treatment." *Pediatrics* 104 (1999): 936-41.

Kitzinger, Sheila. *Woman's Experience of Sex: The Facts and Feelings of Female Sexuality at Every Stage of Life*. Nova York: Penguin Books, 1985.

Masters, William H., Virginia E, Johnson e Robert C. Kolodny. *Human Sexuality*. Nova York: HarperCollins, 1992.

Michael, Robert T., Edward O. Laumann, Gina Kolata e John H. Gagnon. *Sex in America: A Definitive Survey.* Nova York: Little, Brown, 1995.

National Survey of Family Growth. National Center for Health Statistics, 1990.

National Survey of Family Growth. National Center for Health Statistics, 1995.

Stock, Jacqueline L., Michelle A. Bell, Debra K. Boyer e Frederick A. Connell. "Adolescent Pregnancy and Sexual Risk-Taking among Sexually Abused Girls." *Family Planning Perspectives* (agosto/setembro 1997): 200-3, 227.

Zolbrod, Aline P. *Sex Smart: How Your Childhood Shaped Your Sexual Life and What To Do about It.* Oakland, Califórnia: New Harbinger Publications, 1998.

Capítulo Sete

Altman, Lawrence K., M. D. "The Doctor's World; Exploring the Enigma of Prostate Therapies." *New York Times*, 9 de maio, 2000. F8.

Carson, Culley C., Irwin Goldstein e Roger S. Kirby. *Textbook of Erectile Dysfuncion.* Isis Medicla Media, 1999.

Krane, Robert J., Irwin Goldstein e Mike B. Siroky. *Male Sexual Dysfunction.* Nova York: Little Brown, 1983.

Moglia, Ronald Filiberti, Ed. D. e Jon Knowles (orgs.). *Planned Parenthood All About Sex: A Family Resource on Sex and Sexuality.* Nova York: Three Rivers Press, 1997.

Walsh, Patrick C., e Janet Farrar Worthington. *The Prostate: A Guide For Men and the Women Who Love Them.* Nova York: Warner Books, 1997.

Capítulo Oito

Allison, Kathleen Cahill. American Medical Association Complete Guide to Women's Health, Ramona I. Slupik (org.). Nova York: Random House, 1996.

The Boston Women's Health Collective. *Our Bodies, Ourselves for the New Century*. Nova York: Simon & Schuster, 1998.

Davey Smith, G., S. Frankel e J. Yarnell. "Sex and Death: Are They Related? Findings from the Caerphilly Cohort Study." *British Medical Journal* 315 (1997): 1641-44.

Dionne, Carla. www.uterinefibroids.com.

Derby C. A., B. A. Mohr, I. Goldstein, H. A. Feldman, C. B. Johannes e J. B. McKinlay. "Modifiable Risk Factors and Erectile Dysfunction: Can Lifestyle Changes Modify Risk?" *Urology* 56 (2000): 302-6.

Meston, C. M. e B. B. Gorzalka. "The Effects of Sympathetic Activatin on Physiological and Subjective Sexual Arousal in Women." *Behavioral Research and Therapy* 33 (1995): 651-64.

Palmore, E. B. "Predictors of the Longevity Difference: A 25-Year Follow-Up." *Gerontologist* 22 (1982):513-8.

Roizen, Michael F., M. D., com Elizabeth Anne Stephenson. *Real Age: Are You as Young as You Can Be?* Nova York: Cliff Street Books/HarperCollins, 1999.

Capítulo Nove

Allison, Kathleen Cahill. American Medical Association Complete Guide to Women's Health, Ramona I. Slupik (org.). Nova York: Random House, 1996.

Eichel, Edward e Philip Nobile. *The Perfect Fit: How to Achieve Mutual Fulfillment and Monogamous Passion through the New Intercourse*. Nova York: Donald I. Fine, 1992.

Eichel, E. W., J. D. Eichel e S. Kule. "The Technique of Coital

Alignment and Its Relation to Female Orgasmic Response and Simultaneous Orgasm." *Journal of Sex and Marital Therapy* 14 (1988): 129-141.

Heiman, Julia R., Ph.D. e Joseph LoPiccolo, Ph.D. *Becoming Orgasmic: A Sexual and Personal Growth Program for Women*. Nova York: Fireside, 1992.

Kaplan, Helen Singer: *The New Sex Therapy: Active Treatment of Sexual Dysfunctions*. Nova Iorque: Random House, 1974.

Masters, William H., Virginia E., Johnson e Robert C. Kolodny. *Human Sexuality*. Nova York: HarperCollins, 1992.

Moglia, Ronald Filiberti, Ed. D. e Jon Knowles (orgs.). *Planned Parenthood All About Sex: A Family Resource on Sex and Sexuality*. Nova York: Three Rivers Press, 1997.

Pierce, A. P. "The Coital Alignment Technique (CAT): An Overview of Studies." *Journal of Sex and Marital Therapy* 26 (2000): 257-68.

Spencer, Amy. "New Sex Accelerator: His and Her Pleasure Triggers." *Glamour*, julho 2000, 100-105.

Capítulo Dez

Berman, Laura. "Patient Experience Survey." Network for Excellence in Women's Sexual Health, 2000, www.newshe.com.

Agradecimentos

São muitas as pessoas a quem queremos agradecer, pessoas sem as quais este livro não teria sido possível. Em primeiríssimo lugar, agradecemos a Elisabeth Bumiller que, de forma tão eloqüente, colocou nossos pensamentos e nossas idéias em palavras: Binky Urban, nosso agente, por seus *insights* incríveis, conselhos e defesas; na Henry Holt e Companhia, a Elizabeth Stein por seu talento como editora, sua paciência e sua dedicação; John Sterling; Maggie Richards: Elizabeth Shreve: Tracy Locke; e todos os que trabalham na Holt.

Um agradecimento especial a nosso mentor, Dr. Irwin Goldstein, que não só nos apoiou e promoveu, mas também nos protegeu dos lobos. Ele é ao mesmo tempo colega e amigo, uma verdadeira inspiração e modelo. Ele e os funcionários do Departamento de Urologia no Centro Médico da Universidade de Boston foram essenciais para nosso sucesso. Em ordem alfabética, incluem: Dr. Richard Babayan, Mary Chin, Karen Clements, Stan Ducharme, Karen Fink, Elizabeth Flaherty, Linda Frattura, Gina DiGravio e os demais da área de comunicações corporativas do Centro Médico da Boston, Jean Kantey-Kiser, June Kevorkian, Dr. Robert Krane, Dr. Noel Kim, Linda King, Nancy Leahy, Laurie McCann, Scott Maitlin, Terry Payton, Dan Pollets, Dr. Abdul Traish, e Tiffany Werbin.

Outro agradecimento especial aos demais professores e mentores que nos ajudaram em nossas vidas e em nossas carreiras, particularmente a Dra. Cydelle Berlin, Dra. Natasha Kyprianou, Dr. Ron Moglia, Dr. Jacob Rajfer, Dr. Schlomo Raz e Dra. Cheryl Springer.

Obrigada, obrigada a nossas famílias, não só a nossos pais, mas também a nossos avós, Jean Berman e Teal Friedman, a nossos filhos, Ethan e Max, e ao paciente marido de Jennifer, Gregory Moore, que nos deu todo seu apoio.

Obrigada a nossos amigos e colegas que nos deram seu apoio moral e profissional: Dra. Helen Fisher, uma inspiração e nossa defensora, assim como Kim Airs, Hope Ashby, Jeff Cottle, Carla Dionne, Stan Felder (juntamente com o resto do pessoal no Hisandherhealth.com. David Kitzmiller e Dra. Myron Murdock e a equipe NEWSHE), Sandra Flowers, Jennifer Gilbert, Scott Goodwin, Dra. Susan Grant, Dra. Christine Hamori, Stephen Hulley, Dr. Gene Kelley, Dr. Roy J. Levin, Dra. Susan Love, Rachel Pauls, Lori Messenger, Dra. Cindy Meston, Dra. Abe Morgantaler, Nilou e Dr. Pedram Salmonpour, Dra. Marca Sipski, Susan Yarin e Dra. Aline Zolbrod.

Por último, mas não menos importante, gostaríamos de agradecer a nossos pacientes por cederem suas histórias para este livro.

Índice Remissivo

Este livro foi composto na tipologia Century
em corpo 11/16 e impresso em papel
offset $90g/m^2$ no Sistema Cameron da
Divisão Gráfica da Distribuidora Record.